Edition Paashaas Verlag

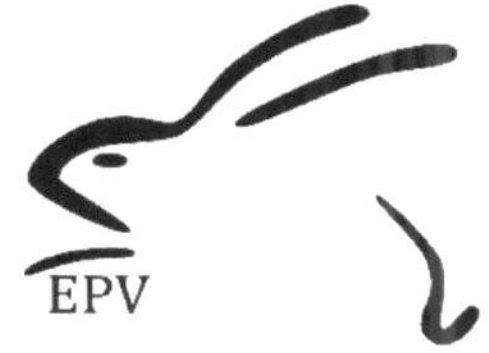

Autor: **Alexandra Nau**
Originalausgabe: Februar 2023
Coverentwurf: Alexandra Nau
Coverlogo: Alexandra Luczak,
Grafikdesignerin/Achtsamkeitscoach
Covergestaltung: Michael Frädrich
Printed: BoD GmbH, Norderstedt

www.verlag-epv.de
ISBN: 978-3-96174-117-5

Disclaimer

Die in diesem Buch aufgeführten Methoden können die Konsultation eines Heilpraktikers oder Arztes nicht ersetzen. Insbesondere bei Fragen zu eventuellen Risiken und Nebenwirkungen sowie zur Anwendung der hier vorgestellten naturheilkundlichen Medikamente und Verfahren wenden Sie sich bitte in jedem Fall an einen Heilpraktiker, Arzt und/oder Apotheker Ihres Vertrauens. Der Autor übernimmt trotz gründlicher und sorgfältiger Recherche keine Haftung für die Richtigkeit und Vollständigkeit der vorgestellten diagnostischen, therapeutischen und/oder präventiven Maßnahmen.

Die Deutsche Nationalbibliothek verzeichnet diese Publikation in der Deutschen Nationalbibliografie; detaillierte bibliografische Daten sind im Internet über http://dnb.d-nb.de abrufbar.

Mensch und Gesundheit
ganzheitlich betrachtet

Lerne deine Schilddrüse besser kennen

Inhalt

Vorwort

Noch vor ein paar Tagen habe ich darüber nachgedacht, warum ich in der Schule nie wirklich gut war, warum mir lernen immer schwer gefallen ist. Man sucht ja bekanntlich den Fehler immer bei sich selbst zuerst. Mir ist dann eingefallen, dass es gar nicht an mir gelegen haben kann. Heute fällt es mir überhaupt nicht schwer zu lernen und etwas zu behalten, Rückschlüsse zu ziehen und Verknüpfungen herzustellen.

Als Kind sind wir viel umgezogen, waren nirgends wirklich sesshaft. Kaum hatte ich Fuß gefasst, wurden wieder Kartons gepackt. Als ich geboren wurde, war meine Mutter 16 und mein Vater war fünf Jahre älter, also 21. Zu Beginn meines Lebens waren meine Eltern auf der Flucht vor ihren Eltern und vor dem Jugendamt. Wir wohnten in Dortmund, in Schwerte, in Büren, in Dortmund-Aplerbeck, in Dortmund-Hörde, wir wohnten in Kamen-Methler, in Bergkamen, in Salzkotten. Wir sind innerhalb Dortmunds umgezogen, wir sind innerhalb Salzkotten umgezogen. Freunde finden war sehr schwer, in der Schule Fuß zu fassen ebenso. Immer wieder musste ich mich dem Unterricht anpassen, mal waren sie wesentlich weiter als die vorherige Schule, mal lagen sie etwas zurück. Neue Schule, neue Lehrer, neue Mitschüler, neue Lehrmethoden.

Als Kind liebte ich Anatomiebücher, ganz gleich ob vom Menschen oder vom Tier. Ich schaute sie gerne an, ich las die Bücher gerne. Für mich stand früh fest, dass ich etwas mit Medizin machen möchte. Mit zehn Jahren war es noch die Tiermedizin, die mich faszinierte, später, mit 14 Jahren dann war es die Humanmedizin. Da ich, wie erwähnt, kein Überflieger in der Schule war, fiel ein Studium flach und es kam nur eine Ausbildung in Frage. Ich machte viele Praktika – in der Apotheke, im Krankenhaus und in der Physiotherapie. Die Physiotherapie hatte es mir damals am meisten angetan, eine Ausbildung war aber utopisch, da die staatlichen Schulen elendig lange Wartezeiten hatten und die privaten Schulen unerschwinglich (für mich unerschwinglich) viel Geld kosteten. Also entschied ich mich für eine Ausbildung als medizinische Fachangestellte, damals noch Arzthelferin. Meine Ausbildungszeit war toll. Ich war eine gute Schülerin und mir machte der Job wahnsinnig viel Spaß. Die erste Konstante in meinem Leben. Ich verkürzte die Ausbildung, begann in einer HNO-Arztpraxis in Geseke zu arbeiten und zog in meine erste eigene Wohnung in Geseke. Kurze Zeit später lernte ich meinen heutigen Mann kennen und lieben und zog zu ihm nach Essen. Dort arbeitete ich, bis zur Schwangerschaft mit unserem Sohn, bei einem Urologen. Ich hatte tolle Kolleginnen, einen tollen Chef und einen noch tolleren Ehemann. 2005 zogen wir dann von Essen nach Hattingen, in eine größere Wohnung, damit die beiden Kinder meines Mannes und unser gemeinsames Kind ausreichend Platz hatten und sich bei uns wohl fühlen konnten. In Hattingen arbeitete ich dann viele Jahre für eine Internistin, welche ich dann, nach 10 Jahren, zu Gunsten meiner Arbeit als Heilpraktikerin, verließ. In Hattingen leben wir nun seit 17, fast 18 Jahren. Eine Zeitspanne, die ich nie zuvor in meinem Leben (und ich bin nun 47 Jahre alt) an einem Ort verbracht habe. Hier zeigt sich für mich, wie wichtig Konstanten im Leben sind. Unser gemeinsamer, heute 16 jähriger Sohn, hat uns, als Eltern, mehr als einmal bewiesen, dass es insbesondere für Kinder wichtig ist, eine Konstante im Leben zu haben. Für ihn wackelte das Konstrukt schon, wenn wir ein neues Auto bekamen oder wir auch nur ansatzweise darüber sprachen, dass wir uns gerne räumlich verändern würden.

Tagtäglich werden wir in sture Einheitsmuster gesteckt. Alle müssen gleich funktionieren, alle müssen sich mit vorgegebenen Normwerten gut fühlen. Alle Kinder sollen gleich still sitzen und im gleichen Tempo lernen oder sich bewegen. Über die letzten Jahrzehnte (oder sogar länger) ist die Individualität des Einzelnen vollkommen verloren gegangen.
Alle sollen den gleichen Blutdruck aufweisen – keiner darf einen Blutdruck höher als 120/80 haben und das obwohl alle unterschiedlicher Größe, unterschiedlich leicht/schwer und charakterlich vollkommen unterschiedlich sind. Der Choleriker soll den gleichen Wert aufweisen wie der in sich ruhende Mensch.
Alle sollen einen Cholesterinspiegel unter 200 haben. Und das unabhängig davon, ob männlich oder weiblich, ob hormonell sehr aktiv oder ob viel Zellaufbau betrieben werden muss. Da Cholesterin die Ausgangssubstanz der Sexualhormone ist und die Zellmembranen aus Cholesterin bestehen, kann dieser Plan gar nicht aufgehen! Zudem sind wir alle unterschiedlich aktiv und benötigen mal mehr mal weniger Cholesterin und nur weil das Cholesterin mal etwas erhöht ist, heißt das nicht, dass man direkt einen Herzinfarkt oder Schlaganfall bekommt.
Auch bei den Schilddrüsenwerten gibt es keine Individualität. Liegen die Werte in der Norm, kann es ja nicht daran liegen. Dabei ist es schon ein großer Unterschied, ob ich mit meinen Werten bei 10% in der Norm liege oder bei 80%. Es macht ja auch einen großen Unterschied, ob ich mit dem Auto auf Reserve fahre, oder ob der Tank 3/4 voll ist. Kinder zum Beispiel brauchen etwas höhere Schilddrüsenwerte, denn sie befinden sich im Wachstum, geistig wie körperlich. Nicht alle Kinder sind „Schreibtisch-Kinder“ und können den ganzen Tag still sitzen. Evolutionär sehr clever eingefädelt, denn nicht alle sind zum Jäger oder Krieger geboren. Es gibt auch die, die das Feuer hüten müssen und die,

die Strategien in Ruhe erarbeiten müssen. Wir passen nicht alle in die gleichen Schuhe, wir brauchen wieder mehr Individualität und weniger Schubladendenken.

Lerne deine Schilddrüse besser kennen

Schon wieder ein Buch über die Schilddrüse – das war sicher Ihr erster Gedanke, oder? Ja, mittlerweile gibt es einige Bücher zu dem Thema – aber – unterschiedliche Autoren, unterschiedliche Schreibweisen, unterschiedliche Arten Wissen zu vermitteln. Da ich viele Vorträge und Workshops zum Thema Schilddrüse halte, war es auch mir ein Anliegen, die stichpunktartigen Folien in eine Buchversion zu bringen und sie der Allgemeinheit zur Verfügung zu stellen. Das Buch ist also nicht aus der Hüfte geschossen, wie man so schön sagt, sondern in mühevoller, jahrelanger Arbeit entstanden.

In meiner Praxis, in meinen Kursen, in meinen Vorträgen begegnen mir quasi täglich Menschen mit einer Schilddrüsenproblematik. Für viele scheint es normal zu sein ein Schilddrüsenmedikament einzunehmen und hinterfragen gar nicht, warum die Schilddrüse ein Eigenleben entwickelt hat und zu groß, zu klein oder ohne ausreichende Funktion ist.

Obwohl Schilddrüsenerkrankungen weltweit stark verbreitet sind – weltweit ca. 200 Millionen Betroffene – wird die Erkrankung, die Diagnostik und die Ursachensuche sowie die Behandlung noch immer stark vernachlässigt.

Mittlerweile nimmt jede fünfte von einhundert Personen in Deutschland ein Schilddrüsenmedikament ein. L-Thyroxin liegt in den Top Ten der meistverordneten Medikamente. Platz 1 bei den meistverordneten Medikamenten belegt Ibuprofen, danach folgt schon L-Thyroxin. Etwa ein Prozent der Bevölkerung in Deutschland leidet an einer Hypothyreose, einer Schilddrüsenunterfunktion. 50-70% der Menschen in Deutschland haben Schilddrüsenknoten. Die Dunkelziffer dürfte allerdings noch weit höher sein.

Jährlich werden mehr als 70.000 Thyreoidektomien (Operationen, bei denen Teile oder die ganze Schilddrüse entfernt wird) in Deutschland durchgeführt. In den meisten Fällen lagen benigne, also gutartige Befunde vor.
Ca. 60.000 Radiojodtherapien werden in Deutschland jährlich durchgeführt. Die Radiojodtherapie wird zur Behandlung eines Morbus Basedow eingesetzt, bei Schilddrüsenknoten und bei Schilddrüsenkrebs. Die Schilddrüse wird dabei mit radioaktiven Jodmolekülen bestrahlt. Zu diesem Zwecke schluckt man radioaktives Jod in flüssiger Form oder als Kapsel. Das geschluckte radioaktive Jod sammelt sich sodann in der Schilddrüse und zerstört die krankhaften Zellen.

Viele wissen gar nicht, warum ihre Schilddrüse Probleme bereitet, warum die Schilddrüse nicht mehr oder aber auch zu intensiv arbeitet, wie bei einer Schilddrüsenüberfunktion zum Beispiel. Das Medikament wird einfach eingenommen, ohne weiteres zu hinterfragen. Dabei gibt es immer einen Grund, warum ein Organ plötzlich anders arbeitet, als es eigentlich sollte. Kein Organ wacht morgens mit uns auf und stellt sich die Frage: „Schöner Tag, was machen wir denn heute mal Lustiges? Ach, Unterfunktion – ja, Unterfunktion ist toll, das machen wir heute mal.“ Witzige Vorstellung, aber so ist es definitiv nicht.

Mögliche Ursachen für eine Schilddrüsenfehlfunktion können sein:

- Viren (Epstein-Barr Viren z.B.)
- Nährstoffmängel (Jodmangel, Zinkmangel, Selenmangel, Mangel an B-Vitaminen)
- Magensäuremangel
- Medikamenteneinnahme
- Hormonelle Verhütung (Pille, Spirale, Implanton...)
- Eisenmangel
- Stress
- Hormonelle Störungen (Progesteronmangel/Östrogendominanz)
- Schlafstörungen und Schlafmangel
- Falsche Ernährungsweise
- Fehlbesiedlungen im Darm
- Übergewicht
- Insulinresistenz
- Chronische Entzündungen
- Alkoholkonsum
- HPU/KPU
- Nahrungsmittelunverträglichkeiten

Auf die einzelnen Ursachen werde ich im Verlauf des Buches noch näher eingehen und beschreiben.

Es wird zwar mittlerweile jeder fünfte von einhundert mit Schilddrüsenhormonen behandelt, dennoch gibt es noch wirklich viele Menschen, die Symptome einer Unterfunktion zeigen, aber nicht behandelt werden, weil ihr Arzt es nicht für notwendig hält.

Symptome einer Schilddrüsenunterfunktion können sein:

- Müdigkeit
- Erschöpfung
- Kurzatmigkeit
- Haarausfall
- sprödes Haar
- trockene Haut
- Gewichtszunahme
- Wassereinlagerungen
- Zyklusstörungen
- Schlafstörungen
- Unruhe
- Frieren
- Verdauungsstörungen
- chronische Magenschleimhautentzündungen oder Magenschmerzen
- Herzrhythmusstörungen
- Herzklopfen
- Herzrasen
- Konzentrationsstörungen
- Gedächtnisstörungen
- Muskel- und Gelenkschmerzen

Eine Fülle an Symptomen. Es müssen natürlich nicht alle Symptome gleichzeitig auftreten. Es kann auch sein, dass "nur" zwei oder drei Symptome da sind, was definitiv schon ausreicht ja, um Lebensqualität einzubüßen.

Allein ständig müde und erschöpft zu sein, ist schon eine große Belastung und ein Zustand, der den ein oder anderen schier verzweifeln lassen kann. Wer ständig müde und erschöpft ist, der

braucht viel Kraft und Energie um seinen Tag zu meistern. Meist sind diese Menschen auch sehr verspannt und angespannt und nicht selten auch von Schmerzen geplagt und begleitet.
Die Schilddrüse ist ein wirklich sehr mächtiges Organ und das, obwohl sie nur ein paar Gramm leicht ist. Sie steuert so viele Prozesse im Körper und ist unverzichtbar. Ohne Schilddrüse wären wir nicht überlebensfähig. Wird die Schilddrüse operativ entfernt, sind wir auf die Gabe von Schilddrüsenhormonen in Tablettenform angewiesen. Würde es dieses Medikament nicht geben, würden wir kurz nach der Entfernung der Schilddrüse sterben. Ein Physiologe dokumentierte bereits 1856 genau das. Er entfernte Hunden die Schilddrüse und fand heraus, dass die Tiere unmittelbar nach der Operation starben. Die Schilddrüse produziert täglich ca. 100ug (Mikrogramm) des Hormons T4 und ungefähr 30-50ug des Hormons T3.

Schilddrüsenbasics:

Die Schilddrüse ist schmetterlingsförmig, befindet sich im vorderen Halsbereich, knapp oberhalb der Schlüsselbeingrube.
Legt man den Kopf sanft in den Nacken und schluckt einen Schluck Wasser, ist die Schilddrüse von geübten Händen tastbar. Ist die Schilddrüse vergrößert (Kropf oder auch Struma genannt), kann man sie manchmal von außen sogar sehen.

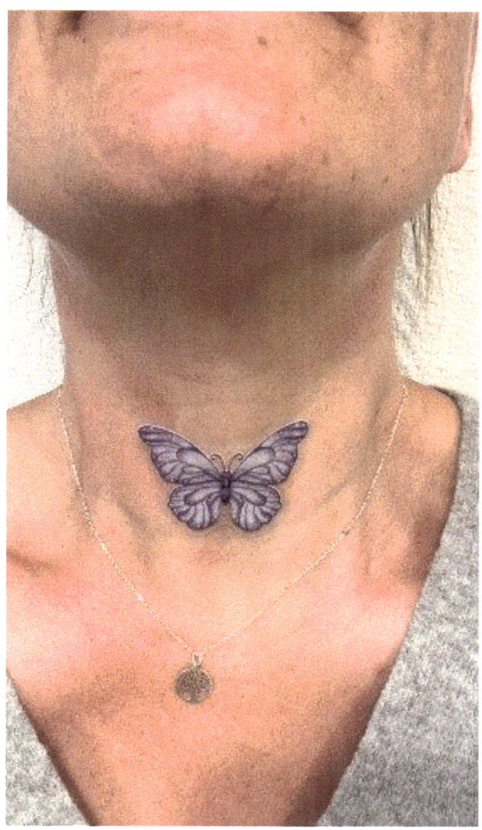

Die Schilddrüse ist ca. 7 bis 11cm breit, 1 bis 2cm dick, 3 bis 4cm hoch. Bei Frauen 15 bis 18 Gramm leicht, bei Männern wiegt sie ca. 20 bis 25 Gramm. Diese Werte sind abhängig von Größe und Gewicht der entsprechenden Person. Das Volumen der Schilddrüse beträgt normalerweise ca. 10 bis maximal 18ml, bei Männern nicht mehr als 25ml.
Die Schilddrüse produziert das Hormon T4 auf Zuruf der Hirnanhangdrüse (Hypophyse). Mit Hilfe von Darm und Leber wird T4 in T3 umgewandelt.
Insgesamt produziert das kleine, walnussgroße Organ ca. 20 verschiedene Schilddrüsenhormone und Hormonvorstufen.

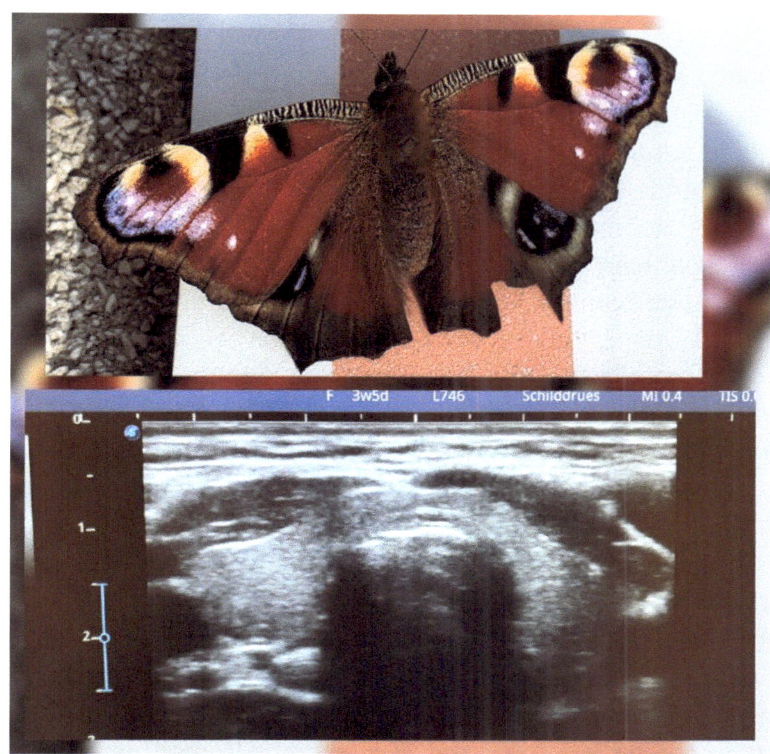

Wofür brauchen wir Schilddrüsenhormone?

Fast alle unsere Organe haben Rezeptoren für Schilddrüsenhormone. Das Herz zum Beispiel hat viele Rezeptoren für T4 – das ist auch einer der Gründe, warum das Herz mit Herzrasen auf eine Überdosierung mit L-Thyroxin reagiert.

Aber auch bei einer Schilddrüsenüberfunktion oder bei einer Schilddrüsenentzündung wird vermehrt T4 freigesetzt, worauf das Herz dann entsprechend Reaktionen zeigt.

Die Eierstöcke haben viele T3-Rezeptoren. Diese Rezeptoren sind wichtig, damit Follikel/Eibläschen produziert werden können

und ein Eisprung stattfinden kann. Das ist auch einer der Gründe, warum um den Eisprung herum der T3-Wert deutlich höher sein kann, als an den übrigen Zyklustagen. Ein Mangel an T3 kann verantwortlich sein für mangelnde Eizellqualität oder für ausbleibende Eisprünge.
Auch die Nebennieren haben T3 Rezeptoren. Die Schilddrüse und Nebennieren arbeiten sehr eng miteinander. Über das Schilddrüsenhormon T3 sollen die Nebennieren angeregt werden und uns Energie bereitstellen, damit wir morgens in die Gänge kommen und den Tag bestreiten können.
Wenn uns kalt ist, wird in der Regel mehr T4 gebildet, damit mehr Wärme generiert werden kann, um uns aufzuwärmen. Gerade das kann aber im Winter tückisch werden, wenn man völlig durchgefroren zum Arzt oder Heilpraktiker geht, um sich Blut für die Bestimmung der Schilddrüsenwerte abnehmen zu lassen. Der TSH-Wert könnte höher sein, als er es normalerweise wäre, da die Schilddrüse für unsere Wärmeregulation mit zuständig ist. Mit einer Erhöhung des TSH-Wertes soll eine vermehrte Freisetzung von T4 erwirkt werden, damit uns warm wird. Aus diesem Grund kann es sein, dass der TSH-Wert im Winter höher ausfällt als im Sommer, wenn uns angenehm warm ist und wir nicht völlig durchgefroren zur Blutabnahme gehen.
Auch um den Eisprung herum können die Schilddrüsenwerte anders aussehen, als an den übrigen Zyklustagen. Das TSH steigt, damit mehr ft3 gebildet werden kann, um die Follikelproduktion anzuregen. Ein normaler Vorgang, der aber, wird er nicht beachtet, höhere Werte als normal hervorbringen kann und so gute Werte vortäuscht.

Wer zur Blutabnahme zum Heilpraktiker oder zum Arzt geht, um die Schilddrüsenwerte bestimmen zu lassen, der sollte sich kurz

im Kalender oder im Handy notieren, ob es an dem Tag sehr kalt war, welcher Zyklustag war und ob ein Infekt oder ähnliches vorlag. Denn all diese Faktoren können die Schilddrüsenfunktion beeinträchtigen und können dann, bei der Interpretation der Blutwerte, mit berücksichtigt werden.
Aber nicht nur die Organe haben Rezeptoren für Schilddrüsenhormone, auch die Schilddrüse hat Rezeptoren und reagiert unter anderem auf Östrogen, Progesteron und Cortisol. Eine Östrogendominanz kann die Schilddrüsenfunktion spürbar beeinträchtigen. Progesteron macht die Schilddrüse hingegen sensibler und baut Entzündung/Antikörper ab.

Die Schilddrüse produziert die Hormone aber nicht nur, um die Rezeptoren der anderen Organe zu sättigen, sondern auch für viele andere Dinge, wie zum Beispiel:

- Stoffwechselanregung
- Verdauung
- Energie
- Regulation der Körpertemperatur
- Hirnreife und Entwicklung
- Wachstum
- Herzschlag und Blutdruck
- Schweiß- / Talgproduktion
- Kontrolle des Sauerstoffverbrauchs
- Stimmung und Psyche
- Muskelaktivität

In den C-Zellen der Schilddrüse wird zudem Calcitonin gebildet, welches wichtig ist für den Knochenstoffwechsel. Calcitonin reguliert den Phosphat- und Kalziumhaushalt des Körpers.
Neben dem Calcitonin, dem Thyroxin (T4) und dem Triiodthyronin (T3) produziert die Schilddrüse in ihren Follikelepithelzellen noch weitere Hormone.
Insgesamt produziert die Schilddrüse mindestens 20 schilddrüsenaktive Hormone – T0, T1, T2, T3, T4 … T2 zum Beispiel ist das Schilddrüsenhormon, welches für das Gewicht mitverantwortlich ist.
T2 ist noch recht unbekannt, hat aber dennoch viele Aufgaben. T2 erhöht die Fettverbrennung sowie den Zugang zu Glukose durch Glukogenese und durch erhöhte Glukoseaufnahme aus dem Darm. T2 hat keine Wirkung auf das Herz, unterstützt aber die Gewichtsabnahme.
T3 steuert den Stoffwechsel, stimuliert Lipolyse, setzt Fettsäuren frei, stimuliert Verbrennung der Fettsäuren für ATP-Bildung, steuert die Transportproteine für ATP aus Mitochondrien. T3 erhöht, wie T2 auch, die Glukoseaufnahme aus dem Darm und steuert die Mitochondrienentwicklung, reduziert oxidativen Stress.

Die Schilddrüse arbeitet immer auf Zuruf der Hypophyse sowie des Hypothalamus. Ein hoher Blutverlust, durch Geburt, Operationen, Unfälle, kann die Funktion der Hirnanhangdrüse stark beeinträchtigen und damit auch die Ansteuerung der Schilddrüse stören. Diese Störung wird im Fachbegriff auch als Hypopituitarismus bezeichnet.

Welche Blutwerte sind wichtig bei der Diagnosefindung?

- TSH basal – Thyreoidea-stimulierendes-Hormon (wird in der Hypophyse gebildet und gelangt über das Blut zur Schilddrüse)
- Ft3 – Trijodthyronin
- Ft4 – Thyroxin
- MAK (TPO) – mikrosomale Antikörper, Thyreoperoxidase Antikörper
- TRAK – TSH-Rezeptor Antikörper
- TAK – Thyreoglobulin Antikörper
- rT3 – reverse T3 – unbrauchbare Speicherform, belegt T3 Rezeptor und gaukelt vor, dass ausreichend T3 da ist

Die genannten Werte sind erst einmal nur dafür da, um die Funktion der Schilddrüse beurteilen zu können. Um der Ursache für die Schilddrüsenfehlfunktion auf die Schliche zu kommen, bedarf es allerdings noch weiterer Werte, wie zum Beispiel

- Ferritin
- Transferrin
- Transferrinsättigung.

Diese drei Werte sind wichtig, um zu kontrollieren, ob die Schilddrüse eine Funktionsstörung hat, weil ein Eisenmangel da ist. Ferritin ist der Eisenspeicher, Transferrin ist ein Protein, welches es dem Eisen ermöglicht vom Dünndarm zu den Zielorganen transportiert zu werden. Die Transferrinsättigung zeigt an, wie gut oder schlecht die Transporter mit Eisen beladen sind.
Neben den Eisenwerten ist auch die Bestimmung von Vitamin D3 wichtig, Holotranscobalamin (zeigt an, ob das Vitamin B12 transportiert und resorbiert werden kann), Vitamin B6, Folsäure,

Zink, Selen, Jod, Progesteron, Östrogen, SHBG, hsCRP, Cortisol (am besten als Tagesprofil aus dem Speichel).

Die Schilddrüse produziert täglich ca. 80-100ug Thyroxin (T4) und ca. 30-50ug T3. Ihr täglicher Eisenbedarf liegt bei in etwa 10-15mg täglich, daher ist es auch so wichtig, dass der Eisenspeicher gut gefüllt ist. Der tägliche Bedarf an Selen liegt bei ca. 60-80ug, beim Jod liegt der Tagesbedarf bei ungefähr 180-250ug, der Zinkbedarf beträgt zwischen 15 und 50mg täglich. Auch die Aminosäure Tyrosin wird zwingend benötigt, damit ausreichend Schilddrüsenhormone produziert werden können.

Es bedarf also eigentlich einer Menge mehr Blutwerten, als nur den TSH-Wert, wenn man die Schilddrüsenfunktion ordentlich bewerten und herausfinden möchte, warum die Schilddrüse streikt.

Vor ca. 17 oder auch 18 Jahren wurde bei mir ein Morbus Basedow festgestellt. – angeblich ein Morbus Basedow. Ich sage deshalb „angeblich", weil ich nicht glaube, dass es tatsächlich eine autoimmune Überfunktion der Schilddrüse war. Ich hatte Gewicht abgenommen, immer warme und schwitzige Hände, ich hab schon immer einen leichten Tremor, vor allem in der linken Hand, einen schnellen Puls (Tachykardie) – alles mögliche Symptome einer Schilddrüsenüberfunktion. Meine Blutwerte wiesen Antikörper auf, der TSH-Wert im Minusbereich, ft4 und ft3 erhöht. Heute weiß ich, dass ich keinen Morbus Basedow hatte. Ich hatte eine Hashimoto Thyreoiditis. Leider wurde ich mit der falschen Diagnose auch falsch behandelt. Ich bekam einige Wochen Carbimazol, ein Schilddrüsenblocker. Carbimazol hemmt die Umwandlung von in der Schilddrüse befindlichem

Iodid in seine wirksame Form, dem Jod. Mit diesem Prozess wird die Deiodase gestört – es wird also die Konversion (Umwandlung) von T4 in T3 unterbunden. So soll verhindert werden, dass noch mehr Schilddrüsenhormone produziert und ins Blut überführt werden. Mit dem die Thyreoperoxidase gehemmt wird, wird der Einbau von Jod in Thyreoglobulin verhindert. Ohne Jod keine Bildung von Schilddrüsenhormonen. Noch dazu würde Jod mit dem Medikament um freie Anbindungsplätze konkurrieren und so die Wirksamkeit des Medikaments herabsetzen. Eigentlich sollte der Behandlung mit Carbimazol noch eine Radiojod-Therapie folgen – da ich ein schlechtes Bauchgefühl hatte, habe ich mich jedoch gegen diese Behandlung entschieden. Nach der medikamentösen Behandlung mit dem genannten Medikament, bin ich in eine Schilddrüsenunterfunktion gerutscht und wurde anschließend mit L-Thyroxin behandelt. Gut ging es mir damit aber nie so wirklich.
So wie mir, geht es vielen Frauen und Männern. Eine falsche Diagnose, mit einer sich anschließenden falschen Behandlung. Ich hatte keine Überfunktion der Schilddrüse, sondern eine Schilddrüsenentzündung. Bei einer Entzündung zerfällt Gewebe, es wird vom eigenen Immunsystem angegriffen und zerstört. Durch die Entzündung und den Zerfall des Gewebes, werden viele Hormone ins Blut freigesetzt und es sieht in der Blutuntersuchung nach einer Überfunktion der Schilddrüse aus.
Was das ganze ausgelöst hat, kann ich heute nicht mehr sagen. Vermutlich war es Stress – kurz zuvor hatte ich viel Stress mit meinen Eltern, eine Trennung , ein Umzug, schlechte Ernährung, Jobwechsel ... vielleicht war das alles zu viel und hat diesen Schub ausgelöst. Während eines akuten Entzündungsschubs fühlen sich viele wesentlich besser, haben mehr Energie, mehr Tatendrang. Entsprechend erstaunt sind diese Personen dann,

wenn sie ihre schlechten Schilddrüsenwerte und erhöhten Schilddrüsenantikörper sehen. Wie schon erwähnt, kommt es durch den Zerfall von Gewebe zur Freisetzung der Schilddrüsenhormone. Der Körper wird quasi geflutet und es ist so viel Hormon im Umlauf, wie sonst nie. Das regt an, macht aktiv. Das ist lange nicht bei jedem so, aber tatsächlich bei den meisten.
Um den Zerfall und das freisetzen von Hormonen mal bildlich darzustellen, kann man sich gut einen Raum gefüllt mit Wasserballons vorstellen. Der Raum steht synonym für die Schilddrüse, die Wasserballons für das Schilddrüsengewebe bzw. die Schilddrüsenfollikel und das Wasser in den Ballons sind die Schilddrüsenhormone. Der Boden des Raums ist also mit Wasserballons gefüllt. Dann und wann geht mal ein Ballon kaputt und es tritt Wasser aus. Das Wasser macht aber nichts kaputt, denn es ist ja nur ganz wenig Flüssigkeit, die da freigesetzt wird. Gehen jetzt aber ganz plötzlich ganz viele Ballons kaputt, tritt unwahrscheinlich viel Wasser aus und überflutet den Boden. Ein Wasserschaden entsteht und die Ballons, die zerstört wurden, können erst einmal kein Wasser mehr aufnehmen und speichern. So ist es in der Schilddrüse auch. Durch die Entzündung gehen Zellen kaputt und sind erst einmal nicht mehr in der Lage, Schilddrüsenhormone zu produzieren und zu speichern. Durch die Entzündung kann eine Unterfunktion der Schilddrüse entstehen und im Laufe der Zeit schrumpft die Schilddrüse immer weiter ein.

Deiodinase/Deiodase

Ich habe vorhin den Begriff "Deiodinase/Deiodase" benutzt und möchte kurz erklären, was es damit auf sich hat.

Die Deiodinase ist wichtig für eine reibungslose Schilddrüsenfunktion. Ohne die Fähigkeit, die Hormone umwandeln zu können, steht es schlecht um die Schilddrüse. Deiodinase bedeutet Abspaltung von Jodatomen unter zu Hilfenahme von Selen und Jod. Dieser Prozess ist wichtig für die Konversion/Umwandlung der Schilddrüsenhormone T3, T2, T1, T0.

Die Deiodinase1 findet überwiegend in Leber und Nieren statt. Mit ihrer Hilfe kann das von der Schilddrüse produzierte T4 in T3 und T2 umgewandelt werden.

Die Deiodinase2 findet im ZNS, dem zentralen Nervensystem statt, in den Hoden, den Eierstöcken, Nebennieren, im Fettgewebe, im Muskelgewebe und der Hypophyse. Mit ihrer Hilfe wird T4 in T3 und rT3 (Reverse-T3) umgewandelt. Reverse-T3 kann mit Unterstützung der Deiodinase2 wieder in T3 konvertiert werden.

Die Deiodinase3 überführt T4 und T3 in eine inaktive Form und ist bei Entzündungen und Übergewicht sehr aktiv und hemmt die Deiodinase1. Diese Form hemmt also die Funktion der Schilddrüse.

Die Deiodinasevorgänge sind also elementar wichtig für eine funktionierende Schilddrüse, einen funktionierenden Stoffwechsel, für den Wärmehaushalt, für die Energie und Hirnleistung. Fehlt Selen, fehlt Jod, bei Entzündungen oder auch bei Übergewicht, läuft die Deiodinase nicht mehr korrekt ab.

Eine Fettleber, die Entfernung der Gebärmutter oder der Eierstöcke, eine chronische Entzündung des Darms kann zur Folge haben, dass die Schilddrüsenhormone nicht mehr ausreichend umgewandelt und aktiviert werden. Bei Patienten mit Morbus Crohn, Colitis ulcerosa, bei Frauen nach Gebärmutter- und Eierstockentfernung sollten die Schilddrüsenwerte aus diesem Grund regelmäßig kontrolliert werden.

Zur Diagnostik gehört also nicht nur die Bestimmung der Werte ft3, ft4, TSH basal, sondern auch die Bestimmung von Jod und Selen, die Messung des CRP-Wertes. Als weitere diagnostische Möglichkeiten stehen uns der Schilddrüsenultraschall, der Tastbefund, sowie die Temperaturmessung (am besten im Tagesverlauf) zur Verfügung.

Wenn nur der TSH-Wert bestimmt wird, wie das meist der Fall ist, gehen viele wichtigen Informationen verloren und die Diagnostik basiert auf einer Glaskugel. Es ist nichts Halbes und auch nichts Ganzes, wie man so schön sagt. Die folgenden Blutwerte zeigen sehr schön, dass wichtige diagnostische Details verloren gegangen wären, wenn nur der TSH bestimmt worden wäre. Nicht selten werden Patienten mit eindeutigen Beschwerden und Symptomen dann in die Ecke der Psychosomatik geschoben. An den nachfolgenden Blutwerten kann man sehr schön erkenne, wie tückisch die alleinige Messung des TSH-Wertes ist:

Schilddrüsenwerte

TSH, Basalwert	1,04 mIU/l	0,22 - 4,46
freies T3 (Trijodthy	3,15 pg/ml	2,3 - 3,8
freies T4 (Thyroxin)	1,21 ng/dl	0,9 - 1,6
Reverse T3 (rT3)	186,6 pg/ml	90 - 215
Thyreoperoxidase-/	1493,5 kU/l	< 60
Thyreoglobulin-AK	174,4 U/ml	< 60,0
TSH-Rezeptor-AK (	1,22 IU/l	< 1,0

Eisen	28,0 µg/dl	50 - 170
Transferrin	349,0 mg/dl	250 - 380
Ferritin	5,4 ng/ml	10,0 - 29
TSH, Basalwert	1,44 µIU/ml	0,22 - 4,4
freies T3 (Trijo...	3,12 pg/ml	2,3 - 4,2
freies T4 (Thyr...	1,19 ng/dl	0,89 - 1,76
Thyreoperoxid...	40,3 kU/l	< 60
Thyreoglobulin	105,0 U/ml	< 60,0

61 02.11.2021 Fußzeile hinzufügen

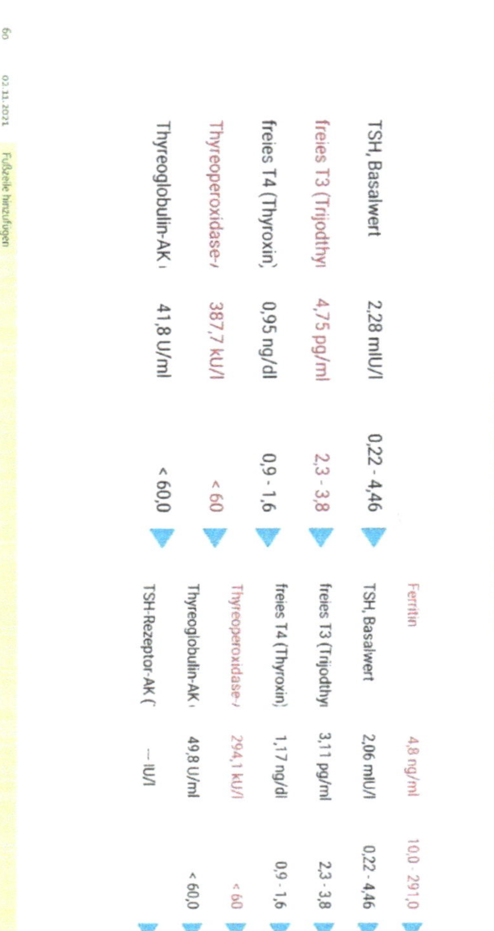

Schilddrüsenwerte

TSH, Basalwert	2,28 mIU/l	0,22 - 4,46	▼
freies T3 (Trijodthy	4,75 pg/ml	2,3 - 3,8	▼
freies T4 (Thyroxin)	0,95 ng/dl	0,9 - 1,6	▼
Thyreoperoxidase-A	387,7 kU/l	< 60	▼
Thyreoglobulin-AK	41,8 U/ml	< 60,0	▼

Ferritin	4,8 ng/ml	10,0 - 291,0	▼
TSH, Basalwert	2,06 mIU/l	0,22 - 4,46	▼
freies T3 (Trijodthy	3,11 pg/ml	2,3 - 3,8	▼
freies T4 (Thyroxin)	1,17 ng/dl	0,9 - 1,6	▼
Thyreoperoxidase-A	294,1 kU/l	< 60	▼
Thyreoglobulin-AK	49,8 U/ml	< 60,0	▼
TSH-Rezeptor-AK (	-- IU/l		▼

Fußzeile hinzufügen 02.11.2021 60

Völlig normale TSH-Werte. Die Standardblutuntersuchung wäre also auf eine normale Schilddrüsenfunktion hinausgelaufen und der Patient wäre mit den Worten „an der Schilddrüse liegt es nicht“ nach Hause geschickt worden. Diese Werte sind keine Einzelfälle. Täglich messe ich solche Werte in der Praxis und täglich fühlen sich Patienten darin bestärkt, dass sie sich ihre Beschwerden nicht einreden.

Während einer akuten Schilddrüsenentzündung muss man sich nicht zwangsläufig schlecht fühlen. Durch die zerstörten Schilddrüsenzellen werden viele Hormone freigesetzt, die erst mal den Körper fluten und Energie und Aufschwung bringen. Das ist lange nicht bei jedem so, aber tatsächlich bei den vielen. Sie fühlen sich dann so gut wie lange nicht, haben Energie, machen viel, schlafen vielleicht auch weniger. Dieser Energieschub ist trügerisch und fordert die Nebennieren ziemlich stark heraus. Die Entzündung stört die Deiodinase und das Gefühl von Kraft und Energie ist schnell wieder vorbei. Je häufiger die Schilddrüse entzündet ist, umso mehr Gewebe büßt sie auch ein. Je weniger Gewebe vorhanden ist, umso weniger Produktionsfläche gibt es für die Schilddrüsenhormone.
Aber nicht nur die Entzündung in der Schilddrüse stört die Umwandlungsfähigkeit der Hormone, sondern auch allgemeine Entzündungen im Körper. Zum Beispiel die Erhöhung des CRP-Wertes. CRP bedeutet C-reaktive Protein und dient zur Kontrolle von Entzündungen im Körper und wird in der Leber produziert. Hohe Werte weisen in der Regel auf chronische Entzündungen hin oder auch auf akute bakterielle Entzündungen und können daher gut zur Verlaufskontrolle genutzt werden.
Das C-reaktive Protein wirkt toxisch auf die Zelle, kurbelt die proinflammatorischen Zytokine TNF-alpha (Tumornekrosefaktor-alpha), Interleukin-1 und Interleukin-6 an.
Diese Zytokine können auch durch Rauchen, Diabetes Typ 2, Bluthochdruck und Übergewicht angeregt werden.

Wie erwähnt, wird CRP in der Leber gebildet und hat eine Plasmahalbwertszeit von 19 Stunden. Halbwertszeit ist die Zeit, in der der Ausgangsstoff um die Hälfte seiner Konzentration gesunken ist. Halbwertszeit bei Medikamenten ist die Zeitspanne, die benötigt wird, bis die Hälfte des Wirkstoffs abgebaut ist.

Wie zuvor schon erwähnt, stören Entzündungen die Deiodinase. Entzündungen stören aber auch die Insulinwirkung im Körper und in der Zelle. Angiotensinogen und das Spaltprodukt Angiotensin II sind ebenfalls an Entzündungen beteiligt. Angiotensin II zieht die Gefäße zusammen, wirkt also adstringierend und erhöht so den Blutdruck. Das C-reaktive Protein tötet die Vorläuferzellen (Progenitorzellen) ab, die für die Reparatur der Gefäßinnenwände vorgesehen sind. Mit jeder Entzündung, und vor allem bei chronischen Entzündungen, steigt also das Risiko der Gefäßschäden enorm an. Gefäßschäden können Bluthochdruck verursachen. Bluthochdruck schädigt die Gefäßwände, die Gefäßwände können nicht regenerieren, da die Reparaturzellen zerstört werden. Ein verhängnisvoller Kreislauf. Zudem verbrauchen Entzündungen auch viele Vitamine, Mineralstoffe, Spurenelemente und rufen auch die Nebennieren auf den Plan. Prinzipiell ist der Körper immer erst einmal daran interessiert Entzündungen selbstständig zu beseitigen. Zu diesem Zwecke wird die Cortisolproduktion angeregt. Cortisol wirkt antientzündlich, supprimiert das Immunsystem, so dass die Entzündung ausheilen kann. Bei chronischen Entzündungen verausgaben sich die Nebennieren aber oftmals dabei. Die Produktion von Cortisol ist allerdings endlich und erschöpflich. Da Cortisol aber auch noch andere Aufgaben im Körper hat, als die Reduktion von Entzündungen, ist die Erschöpfung der Nebennieren fatal.

Viele Menschen mit Übergewicht und viel Bauchfett haben chronisch erhöhte CRP-Werte. Ärztlicherseits wird das viel zu oft mit einem Schulterzucken hingenommen und als nicht weiter relevant abgetan. Dabei ist es sehr wohl relevant, sogar sehr relevant:

Eine Entzündung beziehungsweise eine CRP-Erhöhung schädigt die Gefäße, erhöht das Schlaganfall- und Herzinfarktrisiko und ruft oft eine Insulinresistenz auf den Plan, denn, wie schon erwähnt, wird bei Entzündungen Cortisol ausgeschüttet. Eine vermehrte Cortisolausschüttung geht auch oft mit einer vermehrten Zuckerfreisetzung einher. Das wiederum führt im Laufe der Zeit zur besagten Insulinresistenz. Die Insulinresistenz, zu der ich später noch kommen werde, regt die vermehrte Bildung von Angiotensin II an, was wiederum zu Bluthochdruck führen kann.

Auch anhaltender Stress kann zu einer Insulinresistenz führen – auch hier wird vermehrt Cortisol produziert und Zucker aus der Leber und der Muskelzelle freigesetzt, um das geforderter Energieniveau, welches durch den Stress entsteht, halten zu können.

Bei einer Insulinresistenz nehmen die Zellen das Insulin nicht mehr auf – dies geschieht nicht von heute auf morgen, sondern über einen langen Zeitraum. Das Wort Insulinresistenz bringen viele direkt mit Übergewicht, falsche Ernährung, schlechte Ernährung in Verbindung. Dabei können auch sehr schlanke Menschen eine Insulinresistenz haben. Entscheidend ist nicht immer nur die Ernährung, sondern auch Stress, chronische Entzündungen, mangelnder Schlaf spielen eine große Rolle. Wann immer viel Cortisol benötigt wird, wird meist auch Zucker mit aus der Leber und der Muskulatur ins Blut gebracht. Das hat den Effekt, dass mehr Energie zur Verfügung steht.

Wann immer sich Zucker im Blut befindet, wird auch Insulin von der Bauchspeicheldrüse produziert und ausgeschüttet. Der

Zucker muss ja irgendwie in die Zellen hinein gelangen, um dann Energie daraus herstellen zu können. Passiert dieser Vorgang zu häufig und zu langanhaltend, wird vermehrt Insulin ausgeschüttet, Zucker gebunden, gelangt aber nicht mehr in die Zelle hinein, weil sie überfordert ist mit der Flut an Insulin. Der Blutzuckerspiegel ist zu dem Zeitpunkt meist noch völlig normal, kann sogar niedriger als normal sein. Das Insulin bindet ja den Zucker, denn der eigentliche Plan ist ja, den Zucker in die Zellen zu transportieren. Der Normwert des Insulins geht, je nach Labor, hoch bis 30mIU/l. Ab einem Wert von 6mIU/l spricht man aber schon von einer Insulinresistenz. Die Zelle ist dem Insulin gegenüber resistent. Die Zelle ist nicht nur dem Insulin gegenüber resistent, sondern auch anderen Nährstoffen und Hormonen gegenüber. Die Zellorganellen, die für die Energieproduktion zuständig sind, können keine Nährstoffe und Aminosäuren verarbeiten, um daraus Energie für uns zu produzieren. Aus einer Insulinresistenz entwickelt sich dann eine Mitochondrienstörung. Störungen der Mitochondrienfunktion machen müde, schlapp, kraftlos, krank.
Entzündungen, wie zum Beispiel bei einem erhöhten CRP, verbrauchen Energie und machen die Zelle dem Insulin gegenüber unempfindlich. Wenn man sich nun die Bilder der Blutwerte in Erinnerung ruft – der TSH-Wert vollkommen, normal, ft3 und ft4 auch in der Norm, aber die Zahl der Antikörper massiv erhöht, kann das auch eine mögliche Ursache für eine Insulinresistenz sein.

Letztlich dreht man sich irgendwann im Kreis – die Entzündung fördert die Insulinresistenz, die Insulinresistenz fördert die Entzündung. Je weniger Schilddrüsengewebe durch die Entzündung vorhanden und aktiv ist, umso weniger können Schilddrüsenhormone gebildet werden. Eine Schilddrüsenunterfunktion, mit allen Facetten, wird so verstärkt. Die Unterfunktion wiederum sorgt bei den meisten Frauen für eine Gewichtszunahme und gerade Bauchfett fördert Entzündungen. Womit wir wieder am Anfang wären – Entzündungen fördern die Insulinresistenz, die Insulinresistenz fördert Entzündungen. Man dreht sich irgendwann im Kreis, wenn einem nicht anständig geholfen wird. Die meisten, die wirklich an ihrer Gesundheit und an ihrem Wohlergehen interessiert sind, sind in der Hinsicht auch sehr aktiv. Sie belesen sich, sie tauschen sich aus und versuchen selber aktiv zu werden. Es ist allerdings sehr frustrierend, wenn man überall vor Wände läuft und keiner einem so richtig zu helfen vermag.

Lang anhaltender Stress, chronische Entzündungen fördern aber nicht nur die Insulinresistenz, sondern auch die vermehrte Freisetzung von TBG – Thyroxin bindendem Globulin. Das Thyroxin bindende Globulin wird in der Leber produziert und transportiert Schilddrüsenhormone durch das Blut. T4 und T3 lösen sich wieder von dem Trägerprotein, um dann zu freiem T4 und T3 zu werden, um so die entsprechenden Rezeptoren zu aktivieren. Je höher der TBG-Anteil im Blut, umso mehr Hormone werden abgebunden, der Anteil der freien Schilddrüsenhormone im Blut sinkt.

Nicht nur Stress verändert das TBG, sondern auch eine gestörte Leberfunktion, ausgelöst durch eine Fettleber, Medikamenteneinnahme, exogene Östrogenzufuhr.

Erhöhte Cortisolwerte verändert die Hormonachse, so dass aus Langzeitstress eine Östrogendominanz entstehen kann. Um das Cortisolniveau hoch halten zu können, bedingt sich der Körper am Progesteron und Pregnenolon – das sogenannte Pregnenolonstealingsyndrom setzt hier ein. Bedingt durch den vermehrten Verbrauch an Progesteron, kommt es im Körper zu einer Östrogendominanz. Diese überschüssigen Östrogene verpuffen aber nicht einfach so im Körper, sondern müssen aufwändig in der

Leber, in verschiedenen Phasen, abgebaut werden. Schafft die Leber dieses Pensum nicht, verbleiben zu viele Östrogenmetaboliten im Körper und verursachen einen Anstieg des Thyroxin bindenden Globulin. Dieses Transportprotein wird allerdings nur extrem selten bestimmt. Dabei wäre die Messung sehr wichtig und würde viele Hinweise auf die Entstehung der Schilddrüsenfehlfunktion geben und könnte zudem als Marker genutzt werden, ob Therapiemaßnahmen greifen und erfolgreich sind.

Bevor wir uns jetzt etwas tiefer in die Materie begeben und durchgehen, welche Ursachen es für eine Schilddrüsenfehlfunktion gibt und diese im Einzelnen erörtern, möchte ich noch kurz näher bringen, was ft3, ft4, TPO/MAK, TRAK, TAK und rT3 überhaupt sind und warum sie so wichtig sind.
Das Schilddrüsengewebe besteht aus vielen kleinen Zellen, in welchen das Thyreoglobulin gebildet wird. Thyreoglobulin ist, wie der Name schon sagt, ein Protein. An diesem Protein findet die Synthese der Schilddrüsenhormone statt. Um T4 bilden zu können, wird Jod aus dem Blut aufgenommen und dem Protein angehängt.

Ft4 = freies Thyroxin oder auch freies Tetrajodthyronin – frei bedeutet, dass es nicht an ein Transportglobulin gebunden ist. Thyroxin wird in den Follikelzellen des Schilddrüsengewebes, welches aus der Aminosäure Tyrosin besteht, gebildet. Die Grundstruktur unserer Schilddrüsenhormone besteht aus der genannten Aminosäure Tyrosin. Zwei aneinander gekoppelte Tyrosinatome haben entweder drei oder vier "Ärmchen" für Jodatome. Tyrosin mit drei "Ärmchen" ist das T3. Tyrosin mit vier "Ärmchen" ist das T4.

Wenn die Sensorik der Hirnanhangdrüse mitteilt, dass zu wenig Schilddrüsenhormone vorhanden sind, wird die Bildung und Freisetzung von T4 angeregt. Zu diesem Zwecke wird Jod aus dem Blut aufgenommen und mit Hilfe des Natrium-Iodid-Symporters in die Schilddrüsenzellen transportiert. Innerhalb der Schilddrüsenfollikel wird dann, mit Hilfe der thyreoidalen Peroxidase, Jod an das Thyreoglobulin gebunden. Hierfür werden entweder ein Jodatom oder zwei Jodatome benötigt. Auf diesem Weg entsteht täglich ca. 80-100 Mikrogramm (µg) T4 und 10-30 Mikrogramm (µg) T3. Der Jodbedarf für diesen Prozess beträgt in etwa 100-200 Mikrogramm (µg) pro Tag.
Um den beschriebenen Prozess stattfinden zu lassen, wird aber nicht nur Jod benötigt, sondern auch Eisen, Selen, Zink und Aminosäuren.
Ft3 = freies Trijodthyronin. Die Vorstufe vom ft3 ist das ft4. Ft3 ist das aktivere oder besser gesagt, das wirksamere Schilddrüsenhormon. Das T3 besteht ebenfalls aus zwei aneinander gekoppelten Tyrosinmolekülen und hat drei Ärmchen für Jod.

T3=

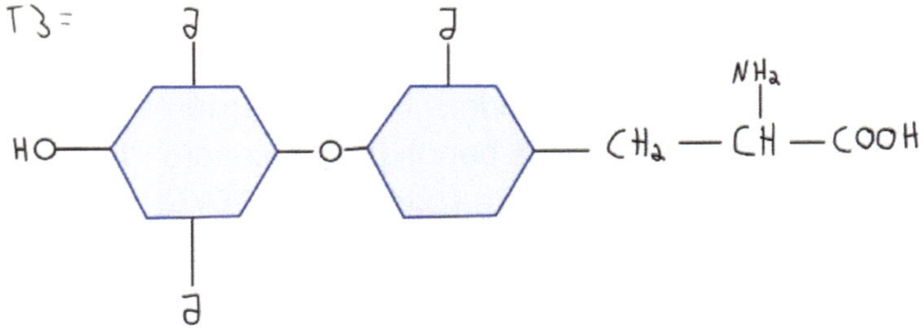

Trijodthyronin wirkt wesentlich schneller und effektiver als Tetrajodthyronin. Allerdings ist seine biologische Halbwertszeit – die Zeit bis die Hälfte des Wirkstoffs verbraucht ist – wesentlich kürzer als die des Tetrajodthyronin, also des T4 und liegt bei gerade mal 19 Stunden. Die biologische Halbwertszeit des T4 liegt bei ca. 1 Woche, also rund 170 Stunden.
Das freie Trijodthyronin wirkt anregend auf den Organismus, regt zum Beispiel die Eierstöcke und die Follikelproduktion an. Das ist elementar wichtig, wenn es um den Kinderwunsch geht. Eine gute Einstellung der Schilddrüse, eine ausreichende Ausschüttung von ft4 und ft3, ist notwendig, damit ein Eisprung zustande kommt. Neben den Eierstöcken ist eine ausreichende Ausschüttung von ft3 aber auch für die Nebennieren sehr wichtig, damit wir morgens Energie haben.

Reverse-T3 (rT3) – das rT3 ist ein Marker, der grob gesagt zeigt, ob das produzierte ft3 und vollständig zur Verfügung steht oder ob ein Teil davon inaktiv die Rezeptoren blockiert. Wenn dem

Körper zu viele Schilddrüsenhormone von außen zugeführt werden, wie zum Beispiel bei einer Behandlung mit L-Thyroxin, dann wird ein Teil der überschüssigen Hormone zum Selbstschutz in rT3 umgewandelt. Die Umwandlung der Schilddrüsenhormone findet größtenteils in der Leber und im Darm statt. Bei diesem Prozess wird auch immer ein kleiner Teil rT3 produziert. Das Reverse-T3 ist biologisch inaktiv.
Ein erhöhtes reverse-T3 hemmt die Konversion (Umwandlung) von T4 in T3, ein Teufelskreis, vor allem bei (nicht passender) L-Thyroxin Substitution. Eine falsche oder besser gesagt überhöhte Gabe von L-Thyroxin kann zu einer mitochondrialen Dysfunktion führen. Aber auch Stress kann das rT3 erhöhen. Ein hohes Cortisol beziehungsweise eine Störung der Cortisolproduktion führt zu einer vermehrten Ausschüttung von rT3.
Eine Verbesserung des Wertes ergibt sich oft durch Stressreduktion, Behandlung von chronischen Entzündungen und durch die Reduktion von L-Thyroxin. Auch die Gabe von Thybon, also einem T3 Präparat oder von Novothyral, einer Kombination aus T4 und T3, kann das Reverse-T3 reduzieren. Neben der Behandlung mit klassischen schulmedizinischen Präparaten, kann auch die Gabe von natürlichem Schilddrüsenextrakt, kurz NDT, sehr hilfreich sein.

Laborärztlicher Befundbericht

Endbefund, Seite 1 von 2

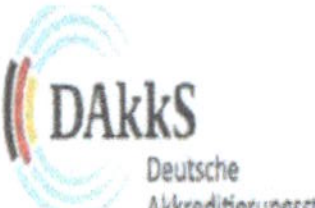

Benötigtes Untersuchungsmaterial: Serum

Untersuchung	Ergebnis	Einheit		Vorwert	Referenzbereich/ Nachweisgrenze
Klinische Chemie					
Reverse T3 (rT3)	218,7	pg/ml			90 - 215

Endokrinologie - Befundinterpretation

Schilddrüsendiagnostik

Reverse T3

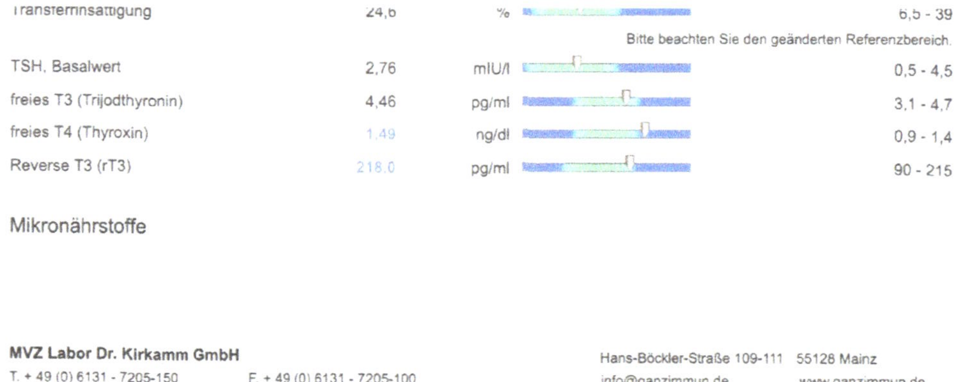

Transferrinsättigung	24,6	%	6,5 - 39
			Bitte beachten Sie den geänderten Referenzbereich.
TSH, Basalwert	2,76	mIU/l	0,5 - 4,5
freies T3 (Trijodthyronin)	4,46	pg/ml	3,1 - 4,7
freies T4 (Thyroxin)	1,49	ng/dl	0,9 - 1,4
Reverse T3 (rT3)	218,0	pg/ml	90 - 215

Mikronährstoffe

MVZ Labor Dr. Kirkamm GmbH
T. + 49 (0) 6131 - 7205-150 F. + 49 (0) 6131 - 7205-100
Hans-Böckler-Straße 109-111 55128 Mainz
info@ganzimmun.de www.ganzimmun.de

Worüber wir jetzt aber noch gar nicht gesprochen haben, ist der TSH-Wert. Der Wert wird standardmäßig beim Hausarzt kontrolliert, wenn sich typische Symptome einer Schilddrüsenunterfunktion zeigen. Das TSH – Thyreoidea stimulierendes Hormon – wird von der Hirnanhangdrüse ausgeschüttet, wenn der Pegel der Schilddrüsenhormone ft4 und ft3 sinkt. Über ein ausgeklügeltes System misst die Hirnanhangdrüse konstant, wie viele Hormone im Körper kursieren und ob der Pegelstand stabil ist. Nimmt das System wahr, dass zu wenig Hormone oder auch zu viele Hormone da sind, wird die Ausschüttung entsprechend angepasst.
Wenn Patienten zu mir in die Praxis kommen, höre ich ganz oft: „Der Arzt hat die Schilddrüsenwerte kontrolliert und sagte, die sind alle in Ordnung." Wenn ich dann um die Werte bitte, stelle ich in der Regel fest, dass nur der TSH-Wert bestimmt wurde und die eigentlichen, wirklich wichtigen Schilddrüsenwerte, wurden nicht bestimmt. Der TSH-Wert sagt nichts über die Funktion der Schilddrüse aus. Der TSH-Wert zeigt nur, ob die Hirnanhangdrüse die Schilddrüse wahrnimmt und anspricht, mehr aber nicht. Wie wichtig es ist, auch die anderen Werte zu bestimmen, zeigen die folgenden Blutwerte. Der TSH-Wert befindet sich bei den nachfolgenden Blutwerten immer in der Norm und dennoch ist die Schilddrüse nicht in Ordnung! Es ist also sehr wichtig, dass immer alle Werte kontrolliert werden – also TSH basal, ft3 und ft4. Bei wem noch nie Schilddrüsenwerte bestimmt wurden, aber Unterfunktionssymptome vorhanden sind, sollten auch immer einmal die Antikörper mitbestimmt werden, denn nur so können Entzündungen und Angriffe des Immunsystems auf die Schilddrüse enttarnt werden. Ich denke, die Bilder sprechen für sich und unterstreichen die Wichtigkeit.

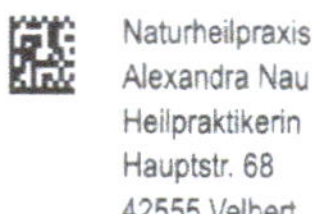

Naturheilpraxis
Alexandra Nau
Heilpraktikerin
Hauptstr. 68
42555 Velbert

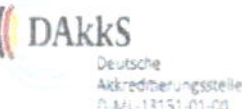

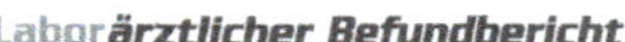

Laborärztlicher Befundbericht

Endbefund, Seite 1 von 2

Benötigtes Untersuchungsmaterial: Serum

Untersuchung	Ergebnis	Einheit	Vorwert	Referenzbereich/ Nachweisgrenze

Klinische Chemie

Untersuchung	Ergebnis	Einheit	Vorwert	Referenzbereich/ Nachweisgrenze
TSH, Basalwert	2,25	mIU/l		0,22 - 4,46

Der Normbereich wurde mit der Testmethode CLIA (Advia Centaur/Siemens) aus einem Kollektiv von >130 000 Erwachsenen (5. und 95.Perzentile) ermittelt (06/2016).
Hinweis auf
Subklinische Hypothyreose: ab 3,35 mIU/l (für Deutschland, Zöphel et al. 2005)
ab 2,5 mIU/l (international, Richtlinie der National Academy of Clinical Biochemistry, 2005)
Latente Hypothyreose: ab 4,0 mIU/l (methodenabhängig; Degam S2-Leitlinie, 2016)
Manifeste Hypothyreose: ab 10 mIU/l (Degam S2-Leitlinie, 2016)
Hyperthyreose: < 0,01 mIU/l (Thomas, Labor und Diagnose, 9. Auflage)

Untersuchung	Ergebnis	Einheit	Vorwert	Referenzbereich/ Nachweisgrenze
freies T3 (Trijodthyronin)	3,49	pg/ml		2,3 - 3,8
freies T4 (Thyroxin)	1,19	ng/dl		0,9 - 1,6
Thyreoperoxidase-AK (MAK / TPO)	434,4	kU/l		< 60,0
Thyreoglobulin-AK (TAK)	<1,3	IU/ml		< 4,5

Bitte beachten Sie, dass es aufgrund einer Optimierung in der Testperformance (ab 29.10.2021) zu einem deutlich differenten Cut-Off-Wert kommt. Im gegebenen Fall ist eine Verlaufskontrolle mit Vorwerten leider nicht möglich.

Untersuchung	Ergebnis	Einheit	Vorwert	Referenzbereich/ Nachweisgrenze
TSH-Rezeptor-AK (TRAK)	<1,0	IU/l		< 1,0

Graubereich 1,0 bis 2,3 U/l
Bitte beachten Sie, dass analytische Interferenzen unter hochdosierter Biotinsubstitution (>5 mg/Tag) auftreten können.
Weitere Informationen finden Sie in unserer Laborinformation "Interferenzen durch Biotin-Substitution bei Laboruntersuchungen".

Übersicht Endokrinologie:

- Hinweis auf **euthyreote** Stoffwechsellage.

Endokrinologie - Befundinterpretation

Schilddrüsendiagnostik

MVZ Labor Dr. Kirkamm GmbH
T. + 49 (0) 6131 - 7205-150 F. + 49 (0) 6131 - 7205-100
Hans-Böckler-Straße 109-111 55128 Mainz
info@ganzimmun.de www.ganzimmun.de

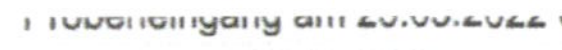

Ausgang am 27.05.2022

Laborärztlicher Befundbericht

Parameter	Wert	Einheit	Vorwert	Referenzbereich
TSH, Basalwert	1,15	mIU/l	2,14 (23.11.21)	0,22 - 4,46

Der Normbereich wurde mit der Testmethode CLIA (Advia Centaur/Siemens) aus einem Kollektiv von >130 000 Erwachsenen (5. und 95.Perzentile) ermittelt (06/2016).
Hinweis auf
Subklinische Hypothyreose: ab 3,35 mIU/l (für Deutschland, Zöphel et al. 2005)
ab 2,5 mIU/l (international, Richtlinie der National Academy of Clinical Biochemistry, 2005)
Latente Hypothyreose: ab 4,0 mIU/l (methodenabhängig; Degam S2-Leitlinie, 2016)
Manifeste Hypothyreose: ab 10 mIU/l (Degam S2-Leitlinie, 2016)
Hyperthyreose: < 0,01 mIU/l (Thomas, Labor und Diagnose, 9. Auflage)

Parameter	Wert	Einheit	Vorwert	Referenzbereich
freies T3 (Trijodthyronin)	3,28	pg/ml	3,24 (23.11.21)	2,3 - 3,8
freies T4 (Thyroxin)	1,30	ng/dl	1,10 (23.11.21)	0,9 - 1,6
Reverse T3 (rT3)	248,3	pg/ml	178,6 (9.6.20)	90 - 215
Thyreoperoxidase-AK (MAK / TPO)	<28.0	kU/l	28 (9.6.20)	< 60,0
Thyreoglobulin-AK (TAK)	<1.3	IU/ml	17 (9.6.20)	< 4,5

Bitte beachten Sie, dass es aufgrund einer Optimierung in der Testperformance (ab 29.10.2021) zu einem deutlich differenten Cut-Off-Wert kommt. Im gegebenen Fall ist eine Verlaufskontrolle mit Vorwerten leider nicht möglich.

Parameter	Wert	Einheit	Vorwert	Referenzbereich
TSH-Rezeptor-AK (TRAK)	<1.0	IU/l	< 1,0 (9.6.20)	< 1,0

Graubereich 1,0 bis 2,3 U/l

Bitte beachten Sie, dass analytische Interferenzen unter hochdosierter Biotinsubstitution (>5 mg/Tag) auftreten können.
Weitere Informationen finden Sie in unserer Laborinformation "Interferenzen durch Biotin-Substitution bei Laboruntersuchungen".

TSH, Basalwert	1,44 µIU/ml
freies T3 (Trijo...	3,12 pg/ml
freies T4 (Thyr...	1,19 ng/dl
Thyreoperoxid...	40,3 kU/l
Thyreoglobulin...	105,0 U/ml

Anhand der gezeigten Laborwerte kann man sehr gut erkennen, wie fahrlässig es ist, würde man nur einen einzigen Wert bestimmen. Die Entzündung der Schilddrüse, wäre völlig untergegangen. Ist die Schilddrüse entzündet, geht Gewebe zu Grunde. Mit dem Gewebe gehen auch die Follikel kaputt, in denen sich die Schilddrüsenhormone befinden, so dass diese vermehrt freigesetzt werden und sich die Werte ft4 und ft3 im Blut erhöhen. Sie erhöhen sich aber nicht, weil die Schilddrüse gut arbeitet, sondern weil sie quasi versehentlich freigesetzt werden. Ein Raum voller Wasserbomben macht erst einmal keinen Schaden. Trampelt aber jemand auf den Wasserbomben herum, gehen sie kaputt und das Wasser tritt aus. Gute ft4 und ft3 Werte können also auch durch eine erhöhte Zahl an Antikörpern entstehen, bedingt durch das zerstörte Gewebe. Die vermehrte Freisetzung der Schilddrüsenhormone macht bei jedem unterschiedliche Probleme und Symptome. Der eine fühlt sich endlich mal wohl und hat Energie, da vermehrt Schilddrüsenhormone im Umlauf sind, der andere hat typische Überfunktionssymptome und fühlt sich nervös, unruhig, rappelig und fahrig. Man kann die Funktion der Schilddrüse nicht auf Basis eines einzelnen Wertes ermitteln.

Kommen wir zu den Antikörpern. Wenn Antikörper in Ordnung sind, messe ich persönlich diese nicht jedes Mal mit. Besteht aber der Verdacht, dass etwas nicht stimmen könnte, verändern sich die Symptome und Beschwerden, macht es durchaus Sinn, die Werte zu kontrollieren.

Die Namen beziehungsweise die Abkürzungen der Antikörper hören sich fast so an wie die Neffen von Donald Duck – MAK, TRAK, TAK.

MAK bedeutet Mikrosomale Antikörper oder auch TPO-AK für Thyreoperoxidase Antikörper. Diese Art von Antikörpern greift das Enzym an, welches an der Bildung der Schilddrüsenhormone beteiligt ist. Das Thyreoperoxidase Enzym fördert und beschleunigt die Bildung der Schilddrüsenhormone aus der Aminosäure Tyrosin. Läuft im Immunsystem etwas falsch, richtet es sich gegen eben dieses Enzym und greift es an.

Es halten sich die Meinungen, dass die Struktur von Gluten der Struktur von Thyreoperoxidase Enzym ähnelt und daher eine immunologische Reaktion stattfindet, wenn man glutenhaltige

Lebensmittel isst. Getroffen wurde diese Aussage von Chris Kresser in seinem Artikel "The Gluten-Thyroid Connection". Guckt man sich aber die Strukturformeln von Gliadin, TPO, T3 und T4 an, kann man erkennen, dass sich die Strukturen in keiner Weise ähneln. Allerdings bin ich weder Biologe noch Chemiker, um das wirklich beurteilen zu können. Man ist sich aber einig in der Forschung, dass der Verzicht auf Gluten keinerlei Nachteile für den Körper und die Schilddrüse hat. Diskutiert wird momentan, ob eher ATIs (Amylase-Trypsin-Inhibitoren) mit ursächlich sind für die Bildung von Antikörpern und die damit verbundene immunologische Reaktion.

Amylasen sind Enzyme, die in der Bauchspeicheldrüse und in den Speicheldrüsen produziert werden und Glykogen und Stärke abbauen. Kohlenhydrate werden über diese Enzyme verwertbar gemacht. Trypsin ist ein im Zwölffingerdarm entstehendes Verdauungsenzym, welches Eiweißverbindungen aufspaltet. Trypsin hat die Eigenschaft antientzündlich agieren zu können. Inhibitoren sind Hemmstoffe, die bestimmte Vorgänge behindern oder blockieren. Diese Amylase-Trypsin-Inhibitoren hemmen also den Abbau bestimmter Proteine.

Amylase-Trypsin-Inhibitoren kommen in verschiedenen Getreidearten vor und sind eigentlich dafür gedacht, dass Getreide vor Parasiten zu schützen. Viele Daten gibt es zu den ATIs noch nicht, sie stehen aber in Verdacht das Immunsystem zu aktiven und so Entzündungen, auch außerhalb des Darms, zu fördern. Symptome wie Kopfschmerzen, Migräne, Muskel-/Gelenkschmerzen, Müdigkeit, Erschöpfung, Kribbeln und Taubheitsgefühle, depressive Stimmung, Angst, Konzentrationsstörungen wurden zeitverzögert nach dem Essen beobachtet. Beobachtet wurde ebenfalls, dass bestehende Autoimmunerkrankungen, wie Rheuma, Morbus Crohn, Multiple Sklerose, Psoriasis, Colitis ulcerosa und eben die Hashimoto-Thyreoiditis durch die Amylase-Trypsin-Inhibitoren angefeuert werden. Das wäre auch ein Grund dafür, warum es vielen mit dem Verzicht auf Getreide besser geht.

TAK – Thyreoglobulin Antikörper: Das Thyreoglobulin ist ein Protein, wird in der Schilddrüse gebildet, in den Follikeln der Schilddrüse gespeichert, an dem die Produktion der Schilddrüsenhormone T4 und T3 stattfindet. Thyreoglobulin kann als Marker für Schilddrüsenkrebs herangezogen werden. Allerdings finden sich auch erhöhte Werte bei knotiger, zystenhaltiger Schilddrüse, bei Zelluntergang innerhalb der Schilddrüse durch Schilddrüsenentzündung. Nur weil der Wert erhöht ist, heißt das noch lange nicht, dass es auch bösartig sein muss. Wurde die Schilddrüse aber operativ entfernt und die Werte finden sich in den Kontrolluntersuchungen noch erhöht, kann das beweisend dafür sein, dass noch Krebszellen vorhanden sind.
Finden sich Thyreoglobulin Antikörper, bedeutet dies, dass sich das Immunsystem gegen das Thyreoglobulin richtet und angreift, wie bei der Hashimoto-Thyreoiditis oder beim Morbus Basedow.

TRAK – TSH Rezeptor Antikörper: Das Immunsystem richtet sich gegen die TSH-Rezeptoren. Durch diesen Angriff auf die Rezeptoren, kann es zu vermehrter Ausschüttung von Schilddrüsenhormonen kommen. Leider können die TSH-Rezeptor Antikörper auch an anderen Geweben im Körper anbinden, zum Beispiel an den Augen, wodurch es zu hervorstehenden Augäpfeln kommen kann oder am Bindegewebe des Schienbeins.

Wenn Patienten das erste Mal zu mir in die Praxis kommen und eine Kontrolle der Schilddrüse wünschen, lasse ich diese drei

Antikörper mitbestimmen. Das kostet zwar wieder etwas mehr Geld, aber bringt ziemlich viel Aufschluss darüber, in welchem Zustand sich die Schilddrüse befindet. Zudem kann man über die Bestimmung der Antikörper schöne Verlaufskontrollen machen, ob der Therapieplan erfolgreich ist und die Zahl der Antikörper sinkt.

Die wesentlichen und wichtigsten Blutwerte hätten wir damit besprochen. Eine weitere Diagnosemöglichkeit ist der Schilddrüsenultraschall. Ich habe mir mein Ultraschallgerät 2020 gekauft und bin wirklich froh darum dies getan zu haben. Ich kann mir so immer selbst ein Bild von der entsprechenden Schilddrüse machen und diese zur Verlaufskontrolle heranziehen.

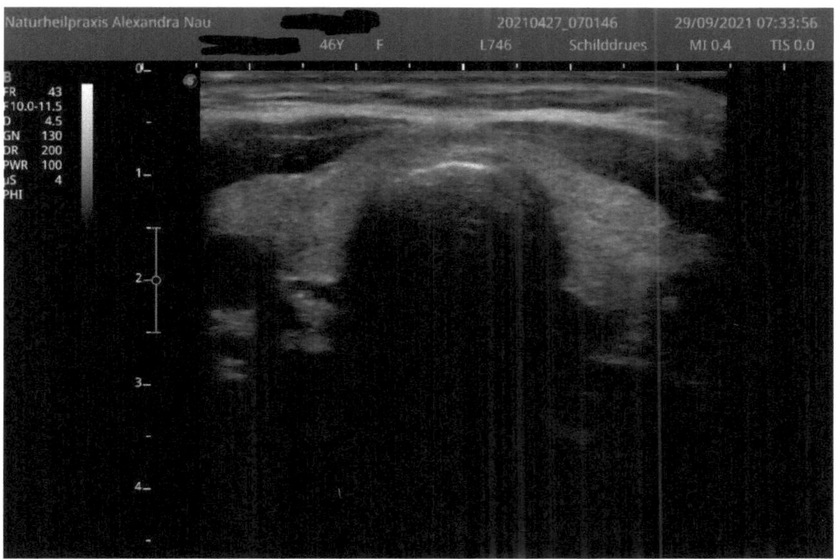

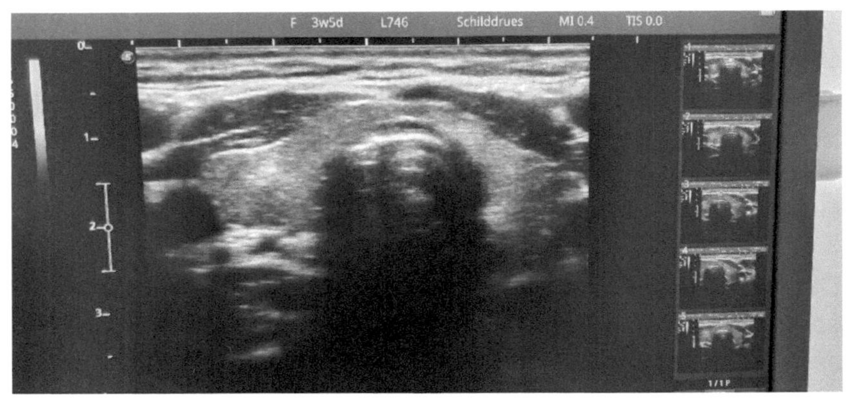
F 3w5d L746 Schilddrues MI 0.4 TIS 0.0

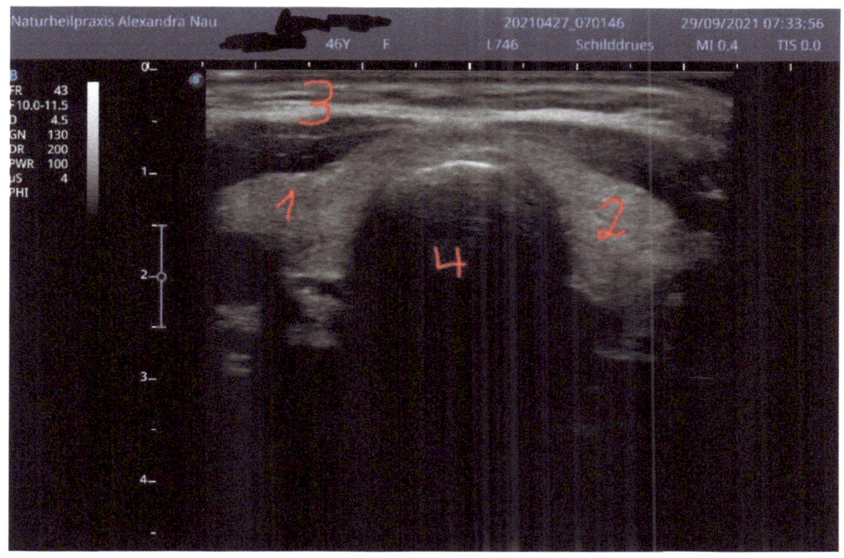

1 = rechter Schilddrüsenlappen
2 = linker Schilddrüsenlappen
3 = Muskulatur
4 = Kehlkopf

Das sind jetzt 3 verhältnismäßig gesunde Schilddrüsen.
Im nächsten Bild ist das nicht der Fall:

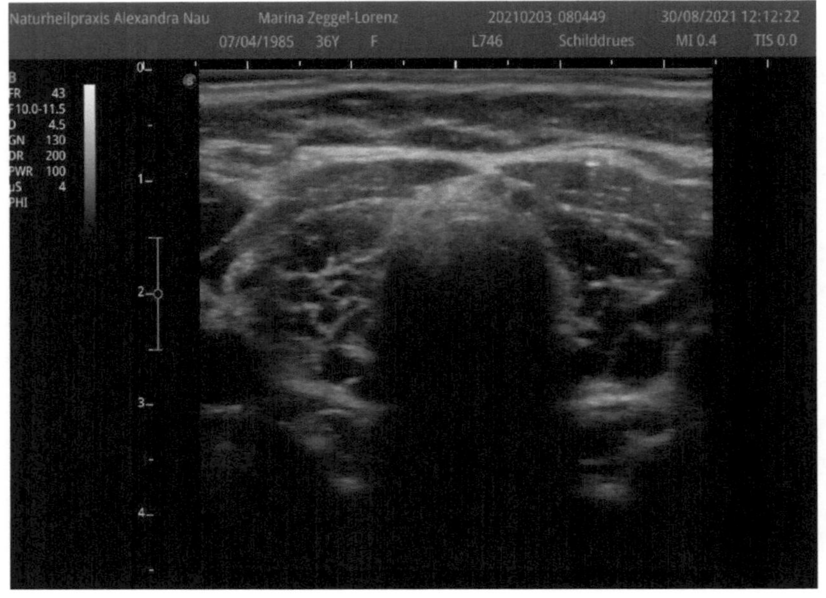
Naturheilpraxis Alexandra Nau
Marina Zeggel-Lorenz
20210203_080449
30/08/2021 12:12:22
07/04/1985
36Y
F
L746
Schilddrues
MI 0.4
TIS 0.0
B
FR 43
F 10.0-11.5
D 4.5
GN 130
DR 200
PWR 100
μS 4
PHI
0
1
2
3
4

Topographie

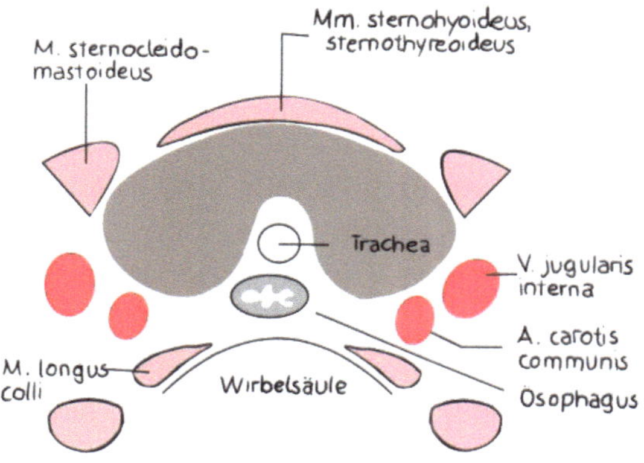

Halsquerschnitt in Schilddrüsenhöhe

Bild: Mina Gross

Man sieht hier sehr gut, dass da keine gute Abgrenzung der Schilddrüse zur Umgebung zu finden ist, dass da viele dunkle Stellen zu sehen sind und auch der Unterschied von Schilddrüsengewebe zu Muskulatur ist kaum zu unterscheiden. Man sieht viel zystisches Gewebe, wenig funktionsfähiges Gewebe und, wie gesagt, keine anständige Abgrenzung der Schilddrüse zur Umgebung.
Was bedeuten die Begriffe

- echoarm
- echoreich
- echogleich?

Echoarm bedeutet, dass sich die Stellen im Ultraschall dunkel darstellen. Echoreich bedeutet, dass die Stellen im Ultraschall heller sind und bei einem echogleichen Befund stellt sich das Gewebe oder der Knoten in der Schilddrüse von der Helligkeit genauso dar, wie das umliegende Gewebe. Echoarme Bereiche in der Schilddrüse können durch Zysten oder auch durch Entzündungen entstehen. Aber auch Gefäße sind echoarme Bereiche. Die Vena jugularis, die Arteria carotis, sowie die Arteria thyreoidea inferior sind Gefäße, die rechts und links der Schilddrüse liegen und im Ultraschall in der Regel mit dargestellt werden.
Im Ultraschall kann man also schon eine ganze Menge erkennen – wie groß oder wie klein ist die Schilddrüse, sind viele Zysten da oder sind Knoten zu finden... Und obwohl man so viel darstellen kann, ersetzt der Ultraschall nicht die Blutuntersuchung.
Springen wir noch einmal zurück zum TSH-Wert und zur Schilddrüse ganz allgemein. Die Schilddrüse produziert nicht nur T3 und T4. Sie produziert insgesamt mehr als 20 schilddrüsenaktive Hormone, wie zum Beispiel T0, T1, T2 etc. Das T2 ist das Schilddrüsenhormon, welches für unser Gewicht mitverantwortlich ist.
Standardmäßig wird meistens nur der TSH-Wert bestimmt. Dass das auch in die Hose gehen kann, haben die Blutwerte gezeigt, die Sie ein paar Seiten zuvor sehen konnten. Der TSH-Wert hat auch eine ziemlich große Spannweite. Der Normwert geht von 0,2 bis 4,4 mIU/l. Optimalerweise sollte der TSH-Wert jedoch um 1 mIU/l liegen. Je höher der TSH-Wert ist, umso niedriger fällt der Grundumsatz aus. Der erniedrigte Grundumsatz beginnt bereits ab einem TSH-Wert von höher 2,5mIU/l. Das Gewicht steigt also bei gleichbleibender Ernährung und gleichbleibendem Sportniveau konstant an.
Das erwähnte T2, das von der Schilddrüse auch produziert wird, erhöht den Grundumsatz, verbessert die Glukosetoleranz,

verbessert die Triglyceride und das LDL-Cholesterin, macht die Zellen sensibler gegenüber dem Insulin – kann sich also auch positiv auf eine Insulinresistenz auswirken. Im Leberstoffwechsel nimmt es Einfluss, da durch den erhöhten und verbesserten Stoffwechsel keine überschüssigen Blutfette anfallen. Die abdominale Fettmasse konnte so vermindert werden, Gewichtszunahme durch Überernährung konnte durch den Einsatz von T2 um ca. 30% reduziert werden. Zudem wird das Immunsystem angeregt mehr Fresszellen zu produzieren.
Aus dem Grund ist es wichtig, dass die Schilddrüse selbstständig funktioniert und nicht nur mit L-Thyroxin oder Eferox oder ähnlichem "gefüttert" wird.
Leider hat die Gabe von T2 als Medikament einen großen Nachteil – der TSH-Wert fiel bei den Studienteilnehmern massiv ab, so dass auch T4 und infolgedessen auch T3 nicht mehr ausreichend produziert wurden. Durch das Absinken des TSH-Wertes wird der Hirnanhangdrüse vorgegaukelt, dass keine weiteren Schilddrüsenhormone benötigt werden. Allerdings tritt eben dieses Problem auch dann auf, wenn L-Thyroxin zu hoch dosiert eingesetzt wird. Der TSH-Wert wird supprimiert (unterdrückt), die Schilddrüse bekommt kein Kommando mehr zur Produktion von Schilddrüsenhormonen.

Schilddrüsenzysten und Schilddrüsenknoten

Schilddrüsenknoten und Schilddrüsenvergrößerungen kommen bei jedem 3. Erwachsenen ab dem 20. Lebensjahr vor. Ca. 10% haben Knoten und eine Vergrößerung vorzuweisen.
Ursächlich für die Knoten ist Jod-/Selenmangel.
3 bis 5% aller Menschen entwickeln im Laufe ihres Lebens Schilddrüsenzysten.
Schilddrüsenknoten und Schilddrüsenzysten machen in der Regel keine Beschwerden und werden eher zufällig gefunden. Sitzt eine Zyste oder ein Knoten in unmittelbarer Nähe der Luftröhre, kann das Schluckbeschwerden oder ein Fremdkörpergefühl im Hals verursachen.
Zysten wie auch Knoten sind in der Regel gutartig, weit weniger als 5% der Fälle sind bösartige Vergrößerungen.
Schilddrüsenzysten sind mit Flüssigkeit gefüllte kleine Säckchen. Im Ultraschall sehen Zysten schwarz aus, sind echoarm bzw. echofrei, sind klar umrandet wie eine kleine Murmel. Zysten und Knoten können unterschiedlicher Größe sein und können an jeder Stelle der Schilddrüse auftreten.

Bild: Schilddrüsenvergrößerung linker Schilddrüsenlappen

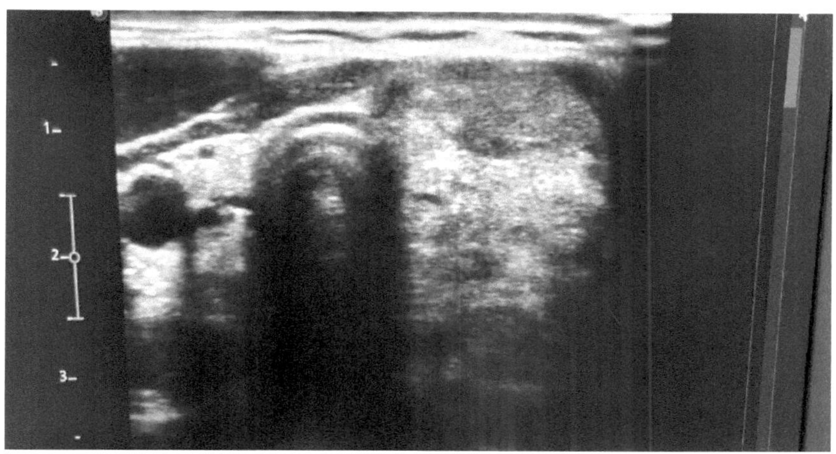

Schilddrüsenknoten werden als warme oder kalte Knoten bezeichnet und entstehen immer dann, wenn es in einzelnen Bereichen der Schilddrüse zur Zellvermehrung oder zum Zellvergrößerung gekommen ist. Jodmangel ist Ursache Nummer eins für Schilddrüsenknoten, aber auch hormonelle Dysbalancen und Entzündungen können ursächlich sein. Ein Jodmangel verursacht eine Ausschüttung von Wachstumshormonen, durch die sich die Zellen vermehren können. Zudem kommt es durch den Jodmangel zu einer vermehrten Ausschüttung von TSH von Seiten der Hirnanhangdrüse, was die Schilddrüse animiert sich zu vergrößern.

Schilddrüsenknoten sind meist echoreich, also hell darstellbar im Ultraschall.

Unterschieden werden heiße und kalte Knoten. Als heiße Knoten werden die Areale bezeichnet, die selbstständig Hormone produzieren. Kalte Knoten hingegen haben keine Aktivität. Heiße

Knoten können eine Überfunktion der Schilddrüse verursachen, da sie autonom Hormone produzieren und beisteuern. Sie werden unter anderem auch heiße oder warme Knoten genannt, da sie im Szintigramm rötlich dargestellt sind.
Kalte Knoten haben keine hormonelle Aktivität. Sie zeigen sich im Szintigramm bläulich. Bei den kalten Knoten liegt das Risiko der Entartung etwas höher als bei heißen Knoten. Die Wahrscheinlichkeit liegt allerdings bei weniger als 4%. Dennoch sollten Knoten, vor allem wenn sie auffällig aussehen, kontrolliert werden. Die Zellen des kalten Knotens nehmen weniger oder sogar gar kein Jod mehr auf. Ist die Schilddrüse durchsetzt von kalten, inaktiven Knoten, kann das ursächlich für eine Schilddrüsenunterfunktion sein, da das Gewebe kaum Aktivität hat.
Da die Schilddrüsenknoten in den meisten Fällen durch Jodmangel entstehen, sollte der Jodstatus kontrolliert werden. Zum einen weiß man dann, ob Jod tatsächlich im Mangel ist und kann so im Verlauf kontrollieren, ob die Dosierung passt und die Zellen das Jod aufnehmen.
Jod ist auch für Hashimoto Patienten sehr wichtig. Ob Jod gegeben werden kann oder nicht, hängt von der Höhe der Antikörper ab und sollte mit einen erfahrenen Therapeuten abgesprochen werden. Wer sich für das Thema Jod interessiert, dem möchte ich das Jodbuch von Kyra und Sascha Kauffmann empfehlen. Deutschland ist ein Jodmangelland, dabei ist Jod essenziell. Es ist nicht nur für die Schilddrüse wichtig, sondern auch für zahlreiche andere Körperfunktionen. Jod hat oft erst dann eine besondere Bedeutung, wenn eine Frau schwanger ist. In der Schwangerschaft wird den Frauen dringend angeraten Jod einzunehmen, da es für die Entwicklung und Reifung des Ungeborenen wichtig ist. Man kann sich jetzt natürlich die Frage stellen, warum Jod nur dann wichtig ist und nicht auch vor oder nach einer

Schwangerschaft beziehungsweise unabhängig von einer Schwangerschaft. Eine gute Frage, die ich nicht beantworten kann. Jod ist immer wichtig, nicht nur dann, wenn eine Frau ein Kind erwartet. Ein Jodmangel kann zur Folge haben, dass sich die Prostata vergrößert, dass die Haut trocken und schuppig ist, Eierstockzysten auftreten, sich eine fibrozystische Mastopathie bei der Frau entwickelt, ADHS, IQ-Verlust. Durch einen Jodmangel kann die Entgiftungsfunktion des Körpers beeinträchtigt sein sowie die Infektabwehr und die Eliminierung von freien Radikalen.

Das ist das Bild eines Schilddrüsenszintigramms. Das ist meine Schilddrüse, kurz nach der Geburt meines Sohnes.

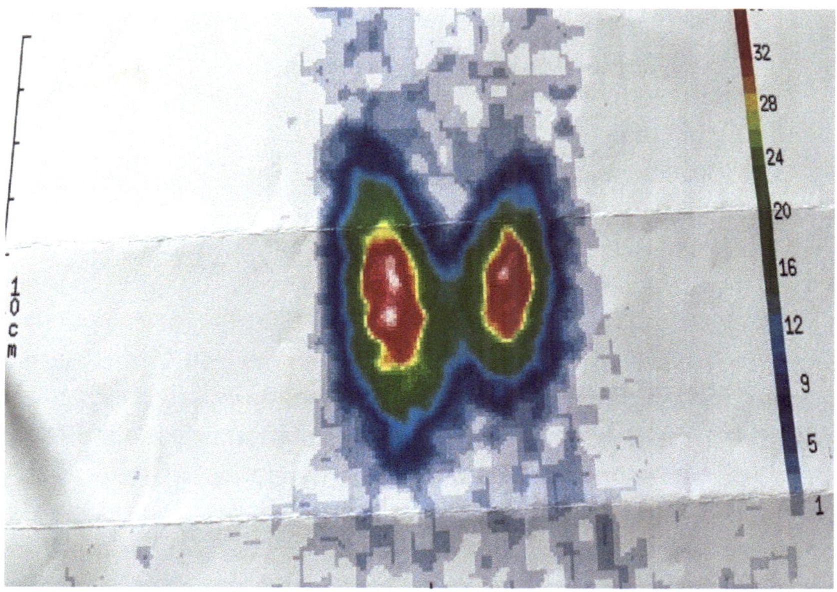

Kommen wir aber nun zu den möglichen Ursachen für eine Schilddrüsenfehlfunktion. Wie schon zu Anfang erwähnt, kommen folgende Ursachen in Betracht:

- Viren (Epstein-Barr Viren z.B.)
- Nährstoffmängel (Jodmangel, Zinkmangel, Selenmangel, Mangel an B-Vitaminen)
- Magensäuremangel
- Medikamenteneinnahme
- Hormonelle Verhütung (Pille, Spirale, Implanton...)
- Eisenmangel
- Stress
- Hormonelle Störungen (Progesteronmangel/Östrogendominanz)
- Schlafstörungen und Schlafmangel
- Falsche Ernährungsweise
- Fehlbesiedlungen im Darm
- Übergewicht
- Insulinresistenz
- Chronische Entzündungen
- Alkoholkonsum
- HPU/KPU
- Nahrungsmittelunverträglichkeiten

Gehen wir der Reihe nach vor und fangen mit den Viren, hier in erster Linie mit dem Epstein-Barr Virus an.
Wenn ich meinen Patienten in der Erstanamnese die Frage stelle, ob sie schon mal Pfeiffersches Drüsenfieber hatten, zucken die meisten mit den Schultern und antworten, dass sie es gar nicht genau sagen können. Tatsächlich wissen die meisten gar nicht, dass oder ob sie mal Mononukleose hatten. Pfeiffersches Drüsenfieber, auch bekannt unter Mononukleose,

ebenfalls bekannt unter “Kusskrankheit“ verläuft in den meisten Fällen eher asymptomatisch. Ich kann mich erinnern, da habe ich noch beim HNO-Arzt gearbeitet, dass mal ein junger Mann zu uns in die Praxis kam, dick geschwollener Hals, fiebrig, glasige Augen, schlechte Verfassung. Mein damaliger Chef hat bei ihm Pfeiffersches Drüsenfieber diagnostiziert und ihn ins Krankenhaus geschickt, in dem mein Chef Belegbetten hatte. Da er dort aber nicht angekommen ist, zur Visite nicht anzutreffen war, ist er damals zu dem jungen Mann nach Hause gefahren und hat dann dort die Tür von der Feuerwehr öffnen lassen, nachdem ihm niemand geöffnet hat. Der Mann wurde umgehend ins Krankenhaus gefahren, wurde mit Schmerzmitteln, Flüssigkeit und antientzündlichen Maßnahmen behandelt und konnte dann, nach einigen Tagen wieder halbwegs gesund entlassen werden.

So dramatisch wie bei diesem Patienten, verläuft es bei den wenigsten. Die Epstein-Barr Viren sind sehr listig und können sich, zu Beginn der Infektion, in Leber und Milz regelrecht verstecken und hier zu Begleitentzündung führen, so dass die Leberwerte ansteigen und die Milz anschwillt. Das Virus kann die Produktion der Magensäure bremsen und zu seinen Gunsten manipulieren, kann die Darmschleimhaut schädigen und so zu pseudoallergischen Reaktionen und Unverträglichkeiten führen. Da Magen und Darm elementar wichtig sind für ein funktionierendes Immunsystem, wird der Körper deutlich angreifbarer und das Virus kann sich immer weiter ausbreiten und die Organe in ihrer Funktion stören. Viren haben die Fähigkeit die B-Lymphozyten zu Befallen und zu verändern. Um die infizierten B-Lymphozyten bekämpfen zu können, werden T-Lymphozyten benötigt.
Bei einem Mangel an T-Lymphozyten, die mit Hilfe von Vitamin D gebildet werden können, kann es zur Ausbildung von

Autoimmunerkrankungen, wie zum Beispiel der Hashimoto-Thyreoiditis oder auch Multipler Sklerose kommen.

Varizella zoster-Virus-Serologie

VZV IgA-Ak (IFT)	↑	**1:80**	< 1:40
VZV IgG-Ak (IFT)	↑	**1:1280**	< 1:20
VZV IgM-Ak (IFT)		negativ	< 1:10

Die leicht erhöhten VZV-IgA-Antikörper wären mit einer kürzlichen endogenen Reaktivierung im Sinne eines Herpes zoster vereinbar. Ggf. ist zur weiteren Beurteilung eine Verlaufskontrolle in ca. 1-2 Wochen zu empfehlen. Bei dringender Indikation sollte jedoch noch ein Erregernachweis mittels PCR aus einem trockenen Abstrich (Bläscheninhalt) erfolgen.

Epstein-Barr-Virus-Serologie

EBV-VCA-IgG (IFT)	↑	**1:2560**	negativ: < 1:80
EBV-VCA-IgM (IFT)		negativ	negativ: < 1:10
EBV-EA-IgG (IFT)		negativ	negativ: < 1:10
EBV-EBNA-IgG (IFT)	↑	**1:80**	negativ: < 1:10

Serologisch ist eine länger zurückliegende EBV-Primärinfektion anzunehmen.

Cytomegalie-Virus-Serologie

CMV IgG-Ak (IFT)		**1:2560**	< 1:80
CMV IgM-Ak (IFT)		negativ	< 1:80

Serologisch ist eine länger zurückliegende Primärinfektion anzunehmen, kein Anhalt für eine frische Infektion.

EBV-VCA-IgG gilt als Marker für eine zurückliegende Infektion
EBV-VCA-IgM zeigt eine frische Infektion an
EBV-EBNA zeigt eine zurückliegende Infektion an und schließt eine Primärinfektion aus
EBV-EA-IgG weist auf eine Reaktivierung des Epstein-Barr Virus hin

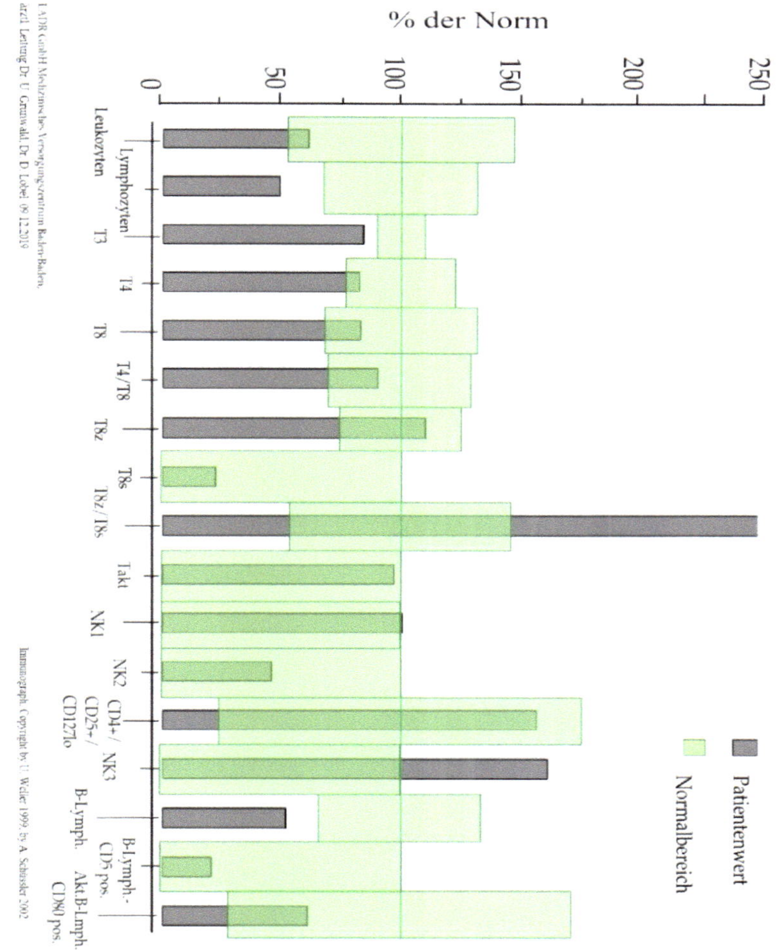
% der Norm
0
50
100
150
200
250
Patientenwert
Normalbereich
Leukozyten
Lymphozyten
T3
T4
T8
T4/T8
T8z
T8s
T8z/T8s
Takt
NK1
NK2
CD4+/
CD25+/
CD127lo
NK3
B-Lymph.
B-Lymph.-
CD5 pos.
Akt.B-Lmph.
CD80 pos.
LADR GmbH Medizinisches Versorgungszentrum Baden-Baden,
ärztl. Leitung Dr. U. Grunwald, Dr. D. Lobel 09.12.2019
Immunograph. Copyright by U. Weller 1999, by A. Schüssler 2002

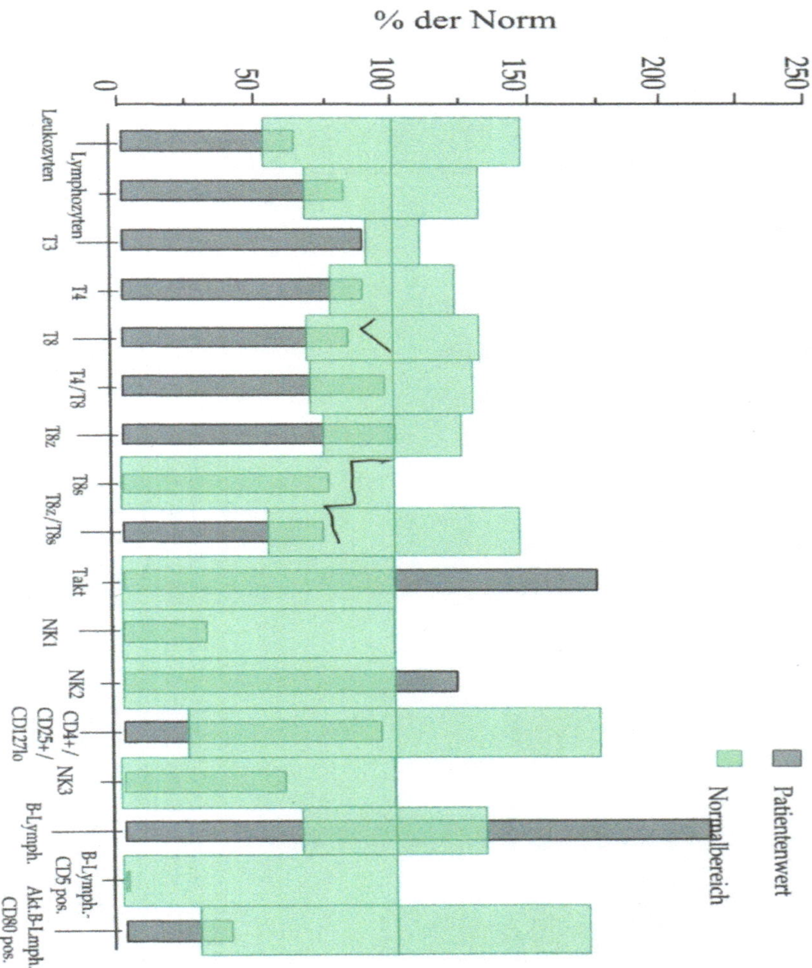
% der Norm
0
50
100
150
200
250
Leukozyten
Lymphozyten
T3
T4
T8
T4/T8
T8z
T8s
T8z/T8s
Takt
NK1
NK2
CD4+/CD25+/CD127lo
NK3
B-Lymph.
B-Lymph.-CD5 pos.
Akt.B-Lmph.-CD80 pos.
Patientenwert
Normalbereich

B-Lymphozyten sind Teil der Leukozyten, also der weißen Blutkörperchen und sind als einzige in der Lage Antikörper zu bilden. T-Lymphozyten reifen im Knochenmark, wandern dann durch das Blut zum Thymus und werden dort weiter ausgebildet. T-Lymphozyten reagieren auf infizierte Zellen, bekämpfen also Bakterien, Viren, Pilzen, aber auch Zellen die körperfremd sind. Die T-Lymphozyten werden noch weiter ausdifferenziert in T-Helferzellen und T-Suppressor Zellen.
Die beiden Bilder einer Lymphozytentypisierung zeigen sehr schön, wie hoch oder niedrig die B-Lymphozyten ausfallen können.

Im Rahmen einer Schilddrüsenerkrankung fällt immer mal wieder auch die Begrifflichkeit TH1/TH2 Balance. TH1 und TH2 Zellen entstammen den Lymphozyten und sind T-Helferzellen. TH1-Zellen sind für die Abwehr von Bakterien und auch Viren zuständig und induzieren die Bildung von IgG-Antikörpern. TH2-Zellen produzieren vor allem Interleukin-4 und Interleukin-5. Diese Interleukine regen die B-Lymphozyten zur Bildung von IgE und IgG4 an, welche vorrangig bei Allergien und parasitärem Befall gebildet werden. Eine Hashimoto-Thyreoiditis kann durch eine Dysbalance von TH1 und TH2 entstehen. Sind die TH1-Zellen dominanter, neigt der Körper zu chronischen Entzündungen und autoimmunen Angriffen. Sind die TH2-Zellen dominanter, kommt es zu Nesselsucht, Allergien, Histaminunverträglichkeit, Lebensmittelunverträglichkeiten.
Ob eine TH1 oder TH2 Dominanz vorliegt, lässt sich unkompliziert über das Blut testen.
Die Kosten dafür betragen ca. 100,00 €.

Nährstoffmängel

Zum Sterben zu viel, zum Leben zu wenig – das sind unsere Lebensmittel. Hätten unsere Lebensmittel eine hohe Nährstoffdichte, wäre die Zahl der chronisch Kranken sicher deutlich niedriger, müssten sicher wesentlich weniger Menschen täglich Medikamente einnehmen, könnten die meisten bis ins hohe Alter ohne größere Beschwerden gesund und munter leben. Die Aussage vieler Mediziner, der DGE, medienwirksamer Politiker aus gesundheitsfremden Berufen, dass Nahrungsergänzungsmittel Unfug seien, nicht erforderlich sind und gar gesundheitsschädlich sein können, ist definitiv nicht richtig, vor allem dann nicht, wenn wir munter, agil, beweglich und fit bleiben wollen. Lediglich 46% der Menschen in Deutschland nehmen KEINE Medikamente regelmäßig, täglich ein! Erschreckend! Wir warten oft viel zu lange, bis wir unsere Gesunderhaltung in die Hände nehmen. In der Regel fangen wir damit erst an, wenn es uns schlecht geht – vielleicht geht es uns ja schlecht, weil es zum Sterben zu viel und zum Leben zu wenig ist.

Viele Menschen argumentieren, dass die Bestimmung von Vitaminen und Nährstoffen ja nur eine Momentaufnahme sei. Ja, das ist richtig, es ist eine Momentaufnahme, genauso wie die Blutdruckmessung nur eine Momentaufnahme ist oder das EKG, der Zustand der Zähne und der gynäkologische oder urologische Abstrich. Auch die TÜV-Untersuchung am Auto, die Inspektion des Autos ist nur eine Momentaufnahme. Wenn die Werte aber so im Mangel sind, dass da ein Minus vorsteht, dann ist das nicht vor einer Stunde entstanden, sondern vor einer langen Zeit. Wenn Progesteron im untersten Niveau gemessen wurde, dann ist das nicht just gestern oder heute so gekommen, sondern hat sich über Monate hinweg angebahnt, genauso wie bei der Cortisolausschüttung/den Cortisolwerten. Werte sind nicht jetzt schlecht und in zwei Stunden wieder perfekt. Es gibt bei bestimmen

Werten Tagesschwankungen, wie zum Beispiel beim Blutzuckerspiegel. Wenn ich etwas esse, verändert sich der Wert, vergleichbar mit dem Tank am Auto. Der Tank ist nicht in zehn Minuten plötzlich komplett von voll auf leer umgeschwenkt. Genauso wenig füllt sich der Tank von alleine nach drei Minuten wie von Geisterhand wieder auf. Dafür muss man schon bewusst tanken fahren. Will ich den Blutzuckerspiegel verändern, muss ich dafür etwas essen. Wir haben bei bestimmten Werten Momentaufnahmen, können das aber nicht auf alle Messwerte pauschalisieren, denn sonst sind alle Untersuchungen, die beim Arzt oder sonst wo gemacht werden, absolut unnütz.

Unglaublich viele Menschen sind von einem oder mehreren Nährstoffmängeln betroffen. Oft fehlt es an Eisen, Selen, Zink, Vitamin D. Gerade das alles sind aber Bausteine für die Schilddrüse, für die Produktion der Schilddrüsenhormone und für die Bildung von Neurotransmittern. Beim Hausarzt wird in der Regel nur das Eisen im Serum und der HB-Wert (Hämoglobin) gemessen. Der Ferritinwert wird in den allermeisten Fällen gar nicht kontrolliert. Dabei ist der Ferritinwert wirklich wahnsinnig wichtig!
Ich will mal versuchen darzustellen Hämoglobin, Eisen im Serum, Ferritin und Transferrin bildlich darzustellen:
Stellen Sie sich vor, Hämoglobin wäre das Geld, was in der Spardose ist, Eisen im Serum ist das Geld, das im Portemonnaie ist, Ferritin ist das Geld auf dem Konto und Transferrin ist die EC-Karte, mit der man Geld abheben und ins Portemonnaie bringen kann.
Wenn ich nun nur das Hämoglobin messe, dann weiß ich nur, wie viel Geld in meinem Sparschwein ist.
Messe ich das Eisen im Serum, bin ich im Bilde darüber, wie viel Geld in meinem Portemonnaie ist.

Messe ich das Ferritin, weiß ich, ob ich auf dem Konto auch noch ausreichend Geld habe.
Messe ich dann auch noch das Transferrin, weiß ich, ob ich Geld vom Konto abheben und ins Portemonnaie geben kann.
Wenn ich im Portemonnaie nur noch 10,00 € habe, habe ich ja prinzipiell erst einmal Geld zur Verfügung. Ich bin also nicht pleite. Kontrolliere ich dann den Kontostand (das Ferritin) und sehe, dass ich dort nur noch 2,00 € liegen habe, muss ich gucken, dass ich mit dem Geld im Portemonnaie noch bis zum Monatsende auskomme. Ich bin also deutlich sparsamer, als ich es normalerweise wäre. Ich kann nicht tanken, ich kann mir keine neuen Klamotten kaufen, ich gehe nicht ins Kino, gehe nicht essen. Ich fahre also alles runter, was ich sonst so machen würde. 2,00 € auf dem Konto zu haben bedeutet, dass ich noch nicht pleite bin, immerhin bin ich ja noch im Plus. Aber es ist einfach zu wenig, um normal leben zu können.
Habe ich aber auf dem Konto 1.500,00 €, kann ich im Grunde normal weiterleben, ohne mich großartig einzuschränken. Ich kann einfach Geld vom Konto abheben und es entsprechend nutzen, damit einkaufen gehen, mein Auto tanken, ich kann ins Kino gehen und auch Popcorn kaufen.
Habe ich 1.500,00 € auf dem Konto und nur noch 5,00 € im Portemonnaie, aber keine EC-Karte, habe ich wieder ein Problem. Ich komme an mein Geld auf dem Konto nicht dran. Es fehlt mir das Transportmittel. Prinzipiell bin ich nicht arm, aber kann mir trotzdem nichts leisten. Fehlt es dem Körper an Transferrin, kann das Eisen nicht transportiert werden. Es ist da, es ist Eisen im Speicher, aber ich habe keinen Nutzen daraus.

Ich will versuchen auch andere Nährstoffe bildlich darzustellen:

Wenn ich Zink im Körper habe, aber gerade mal im angekratzten Normbereich, dann ist mein Organismus auch hier versucht, mit dem auszukommen, was ihm zur Verfügung steht. Er fährt auch hier alles etwas runter, um so lange und so gut wie möglich mit dem auszukommen, was im Speicher ist.
Es ist ja auch ein großer Unterschied, ob ich im Auto einen vollen Tank habe oder ob ich auf Reserve fahre. Mit einem vollen Tank muss ich mir keine Gedanken machen, ob ich noch 150km fahren kann oder ob ich besser auf die Fahrt verzichten sollte. Leuchtet aber bereits die Reservelampe, muss ich mir gut überlegen, ob und wohin ich mit dem Auto fahre. Es könnte ja sein, dass unterwegs keine Tankstelle kommt, dass ich einen Umweg fahren muss oder dass die Strecke schlicht und ergreifend zu lang ist und mein Auto viel zu viel verbraucht.
Auch nach Krankheit, nach Infekten besteht oft ein Mangel an diversen Nährstoffen, da der Körper einen höheren Verbrauch hat. Wird dieser Mangel nicht ausgeglichen, kann es sein, dass wir uns nach der Erkrankung schlechter erholen, kaum regenerieren, wieder und wieder krank sind. Diese Nährstoffmängel stören nicht nur das Immunsystem, sondern auch die Schilddrüsenfunktion. Die Schilddrüse braucht Zink, Selen, B6, B12, Eisen, Vitamin D3, Aminosäuren, um adäquat arbeiten zu können. Fehlen diese Nährstoffe, wird es problematisch. Wenn ich einen Kuchen backen möchte und mir fehlt Butter und Mehl, fällt es mir auch schwer draus was Ordentliches und leckeres zu backen. Ich kann versuchen Ersatzmittel zu nehmen, aber ob das dann so gut wird, ist fraglich.

Mikronährstoffe

Mikronährstoffe/Vitamine:

Bitte beachten Sie den geänderten Referenzb

Selen i. Vollblut	89	µg/l	89,
Zink i. Vollblut	5,84	mg/l	4,34

Beurteilung der Mikronährstoffe nach Hämatokrit-Korrelation:

Selen	erniedrigt
Zink	grenzwertig-niedrig

Vitamin B6 (Pyridoxal-5-Phosphat) i. Vollblut	34,8	µg/l	16,4
Holotranscobalamin (Holo TC)	>128	pmol/l	

Bew

> 50 pmol/l: Vitamin B12-Mangel unwahrscl

35 - 50 pmol/l: Grau

< 35 pmol/l: Mangel an aktivem Vitam

Vitamin B9 (Folsäure) im Erythrozyten	373	ng/ml	12

Vitamin B1 ist ein sehr wichtiges Vitamin zur Bildung von T4. Bei einem Mangel an Vitamin B1 kann also das Schilddrüsenhormon T4 nicht ausreichend gebildet werden. Zu einem Mangel kann es durch falsche Ernährungsformen kommen, vor allem dann, wenn viel raffinierte Lebensmittel konsumiert werden.
Vitamin B1 und Vitamin B2 sind nicht nur für die Schilddrüse wichtig, sondern auch für die Verwertung von Kohlenhydraten, um aus ihnen Energie zu produzieren für eine bessere Leitungsfähigkeit. d

Zu Anfang hatte ich ja bereits angeschnitten, was Deiodinase bedeutet und wovon sie abhängig ist. Selen ist ein wichtiger Bestandteil der Deiodinase. Fehlt Selen, kann aus dem T4 kein T3 hergestellt werden. Selen ist aber nicht nur für die Umwandlung/Konversion wichtig, sondern ist auch wichtig, um erhöhte Antikörper zu senken. Selen wirkt antioxidativ, fängt freie Radikale, es ist wichtig für das Immunsystem und stärkt die Abwehrkräfte, wichtig für die Fruchtbarkeit bei Mann und Frau, beteiligt an Zellteilung und Zellwachstum sowie an der DNA-Synthese. Ein Mangel an Selen kann Haarausfall verursachen, sowie eine Schilddrüsenunterfunktion, kann weiße Flecken unter den Nägeln verursachen, die Spermienqualität herabsetzen. Ein Selenmangel kann durch einseitige Ernährung entstehen, bei übermäßigem Alkoholkonsum, durch Dialyse (Blutwäsche bei Nierenerkrankungen), bei Beschwerden im Magen- und Darmtrakt (ständiger Durchfall, Darmteilentfernungen), Medikamenteneinnahme. Der tägliche Bedarf an Selen liegt bei ca. 70ug. Liegen Erkrankungen vor, wie zum Bespiel Hashimoto Thyreoiditis, kann der Verbrauch auch deutlich höher sein.
Neben Selen ist auch Jod sehr wichtig und ebenfalls häufig im Mangel. Prinzipiell sollte man nicht einfach Jod einnehmen,

wenn ein Hashimoto vorliegt. Je nach Höhe der Antikörper, kann Jod hier eher wie ein Reiz wirken, anstatt die Deiodinase und die Funktion der Schilddrüse zu unterstützen. Auch hier könnte man wieder mit einem Vergleich arbeiten – Wasser ist erst mal nicht schädlich, sofern es gut dosiert ist, es im seichten Bach vor sich hinplätschert oder ein dezenter Landregen auf die Felder, Wiesen und Wege prasselt. Regnet es aber tagelang, ohne Unterlass, wird aus dem kleinen Bach ein reißender Fluss, kommt ein ordentlicher Platzregen runter, ist die Menge Wasser, die dann runter kommt, viel zu viel und schädigt die Umgebung. Wasser ist nicht schädlich, es nährt den Menschen, es nährt die Pflanzen und Tiere. Zu viel Wasser kann jedoch auch zerstörerisch sein. Jod ist wichtig für den Körper. Jod zur falschen Zeit eingesetzt, kann Schaden anrichten. Daher sollte man, vor dem Einsatz von Jod, immer die Höhe der Antikörper kontrollieren lassen. Ob ausreichend Jod im Körper vorhanden ist oder ob ein Mangel besteht, lässt sich über einen Urintest herausfinden. Dafür fängt man entweder Morgenurin auf und schickt diesen dann ins Labor oder man macht einen sogenannten Jodsättigungstest. Dafür werden morgens 50mg Iodoral eingenommen, anschließend wird der Urin über 24 Stunden aufgefangen und in einem Sammelgefäß gesammelt. Aus der Gesamtmenge wird dann eine Probe von 10ml genommen und, unter der Angabe der gesamten Urinmenge, ins Labor geschickt. Je mehr Jod ausgeschieden wird, je höher der Gehalt an Jod im Urin, desto besser scheinen die Zellen mit Jod gesättigt zu sein. Je weniger Jod ausgeschieden wird, umso mehr haben die Zellen das Jod aufgenommen. Das Jod würde bei einem Mangel aufgesaugt werden, wie ein Schwamm das Wasser aufsaugt.

Jod ist aber nicht nur für die Schilddrüse wichtig, auch für das Brustgewebe ist es wichtig, für das Wachstum, für die Knochen, für den Energiehaushalt, die Nervenzellen und das Gehirn braucht Jod. Ein Jodmangel in der Schwangerschaft kann die Gehirnentwicklung des Kindes gravierend stören. Jod wird leider oft erst dann ein Thema, wenn man schwanger ist. Dass Jod auch ohne Schwangerschaft wichtig ist, für die eigene Gehirnentwicklung, für das Nervensystem, das scheint kaum jemand zu beachten. Der tägliche Bedarf an Jod liegt bei bis zu 200 Mikrogramm.

Zink – ebenfalls ein Spurenelement mit enormer Wichtigkeit. Zink ist essenziell für den Menschen, das bedeutet, dass es nicht selber produziert werden kann. Wir sind also auf die Zufuhr von außen, zum Beispiel durch die Nahrung, angewiesen. Zink ist wichtig für das Immunsystem, für den Aufbau und die Aktivierung von Neurotransmittern, Zink wirkt sich positiv auf das vegetative Nervensystem aus, viele verschiedene Stoffwechselprozesse sind Zinkabhängig. Haut, Haare, Nägel sind auf Zink angewiesen, um normal wachsen zu können.
Die Bauchspeicheldrüse (Pankreas) benötigt Zink zur Herstellung der Verdauungsenzyme und um Insulin produzieren zu können. Blutzuckerschwankungen könnten zum Beispiel durch einen Zinkmangel ausgelöst sein.
Wann immer chronische Erkrankungen im Körper vorkommen, wird wesentlich mehr Zink benötigt als ohne chronische Erkrankung. Der Tagesbedarf an Zink liegt 15-20mg täglich. Stillende Frauen verbrauchen schon täglich mindestens 1mg Zink, teilweise sogar etwas mehr. Es hängt also immer davon ab, wie mein Tag verläuft ob ich viel oder wenig Zink benötige. Wer täglich viel Sport treibt, hat ebenfalls einen erhöhten Verbrauch. Es macht auf jeden Fall Sinn den Zinkspiegel zwischendurch mal messen zu lassen. Vor allem eben dann, wenn chronische

Erkrankungen vorliegen, in der Schwangerschaft und Stillzeit, bei Sportlern oder wenn man ständig krank und sehr infektanfällig ist. Die Kosten dafür liegen bei 10€.

Vitamin D – das Sonnenhormon oder auch Sonnenvitamin. Wobei der Begriff "Hormon" hier tatsächlich richtiger gewählt ist. Vitamin D kann der Körper selbst herstellen. Dafür braucht er allerdings Sonne und UV-Strahlen. Der Teil an Vitamin D, der über die Nahrung zugeführt wird, ist schwindend gering. Auch hier spielt es wieder eine wesentliche Rolle, ob jemand kerngesund ist oder unter chronischen Erkrankungen leidet. Stress und chronische Erkrankungen verbrauchen mehr Nährstoffe, als bei jedem anderen. Dann spielt natürlich auch eine große Rolle, ob ich täglich in die Sonne gehe oder ob ich mich mit Sonnenschutz Faktor 50 eincreme, lange Kleidung trage und immer im Haus bin und nur dann rausgehe, wenn die Sonne weg ist. Nur weil es Sommer ist und draußen 25 Grad sind, heißt das nicht, dass man automatisch Vitamin D bildet. Weit gefehlt! Dafür muss ich mich auch in die Sonne begeben und mich in der Sonne bewegen und das am besten so nackt wie möglich, ohne Lichtschutzfaktor. Wer mal ehrlich zu sich selbst ist, der wird zugeben müssen, dass man das nicht macht. Die Sonne bringt ja nicht nur Vitamin D, sondern unter Umständen auch einen fiesen und schmerzhaften Sonnenbrand, die Hautalterung wird voran getrieben und das Hautkrebsrisiko ist ja auch nicht ohne. Genau das ist auch der Grund, warum wahnsinnig viele Menschen mit einem Vitamin D Mangel umherlaufen und mit der sogenannten Frühjahrsmüdigkeit aus dem Winter ins Frühjahr gehen.
Das Robert-Koch Institut empfiehlt 25 Mikrogramm täglich, das entspricht 800 i.E. Aber reicht das wirklich aus? Kann man wirklich so pauschal sagen, dass jeder "nur" 800 i.E. täglich braucht,

damit der Tagesbedarf gedeckt ist und alle Vitamin D3-abhängigen Prozesse rund laufen? Nein, natürlich nicht! Jeder hat einen anderen täglichen Bedarf, abhängig davon, ob chronische Erkrankungen vorliegen, wie die Ernährung ist, wie viel oder wie wenig Sport getrieben wird, wie hoch das Stresspotential ist. Auch die Körpergröße, Gewicht, Hautfarbe spielt eine große Rolle. Die meisten Experten auf dem Gebiet empfehlen einen Blutwert von 60-80ng/ml (entspricht 150-200 nmol/l) Vitamin D3 25-OH anzustreben. Um das erreichen zu können, liegt der tägliche Bedarf bei ungefähr 4000-5000 i.E. täglich. Regelmäßige Kontrollen der Werte sind mir persönlich ziemlich wichtig. Nur so kann vermieden werden, dass jemand über- oder unterdosiert ist. Beim Thema "K2" scheiden sich die Studiengeister noch immer. Ich setze es in niedrigen Dosierungen in der Regel nicht mit ein. Wer es aber gerne mit einnehmen möchte, kann zu 5000 i.E. Vitamin D3 200 Mikrogramm K2 einnehmen.

In verschiedenen Studien hat man festgestellt, dass ein Mangel an Vitamin D ursächlich für die Entstehung einer Insulinresistenz und eines Diabetes Typ 2, sowie Gestationsdiabetes ist. In den Studien hat sich gezeigt, je höher der Vitamin D Mangel, umso höher der HBA1c Wert. Ein Vitamin D Mangel sollte daher auch aus der Hinsicht schon vermieden werden und natürlich sollte jeder Insulinresistente und jeder mit Diabetes Typ 2 auf einen Mangel untersucht werden.

Vitamin D ist nicht nur wichtig für die Schilddrüse und das Immunsystem, es ist auch wichtig für den Knochenstoffwechsel, zur Vorbeugung von Osteoporose. Vitamin D ist elementar wichtig, damit Kalzium aufgenommen werden kann. Wer einen Vitamin D-Mangel hat, kann so viel Kalzium einnehmen, wie er möchte, es würde eher schädlich wirken, als dass es gut tun würde, da für diesen Prozess Vitamin D sehr wichtig und unverzichtbar ist. Vitamin D verbessert die Kalziumaufnahme und fördert den Einbau in die Knochen.
Symptome wie Lidzucken, Muskelkrämpfe und Muskelzuckungen können auf einen Mangel an Vitamin D3 hinweisen. Viele danken dann erst einmal an Magnesiummangel und nehmen das dann auch mal für 3 oder 4 Tage ein. Zum einen reicht die Einnahmedauer überhaupt nicht aus, um irgendetwas zu erreichen und zum anderen liegt, wie schon erwähnt, vielleicht gar kein Magnesiummangel vor.

Leider werden auch die B-Vitamine oft vernachlässigt. Immer wieder hört man, dass die B-Vitamine nicht separat zugeführt werden müssen, dass die B-Vitamine aus der Nahrung vollkommen ausreichend sind. Wäre das so, wären die Nährstoffe in den Lebensmitteln ausreichend, warum gibt es dann so viele Kranke? Woher kommen denn die meisten Krankheiten? Die meisten Krankheiten entstehen aus Nährstoffmängeln heraus. Viele Menschen ernähren sich sehr einseitig, essen im Grunde immer das gleiche, kaufen immer die gleichen Lebensmittel. Die Vielfalt fehlt, die Abwechslung fehlt. Viele Lebensmittel sind auch nicht mehr so nährstoffdicht, wie wir uns vorstellen, dass sie es wären. B-Vitamine sind lebenswichtig. Die Blutbildung ist von B-Vitaminen abhängig, der Zellaufbau, die Zellregeneration, Energiestoffwechsel, Kohlenhydrat-/Fettstoffstoffwechsel, Abbau von

Homocystein, Hormonbildung, Immunsystem, Nervensystem, Durchblutung.
Vitamin B1 ist wichtig für die Kollagenbildung, Vitamin B2 ist ein wichtiges Antioxidans und wichtig für die Energiebildung, Vitamin B3 ist wichtig für den Fettsäurestoffwechsel und senkt das Risiko für Arteriosklerose. Vitamin B5 oder auch Pantothensäure ist wichtig für die Wundheilung, Vitamin B6 ist Baustein für die Blutbildung, wichtig für den Abbau von toxischem Homocystein. Vitamin B7, auch bekannt unter der Bezeichnung Biotin, ist vielen ein Begriff in Zusammenhang mit Haut, Haaren und Nägeln. Daneben ist Vitamin B7 aber auch wichtig für eine normale psychische Funktion, sowie für eine normale Funktion des Nervensystems. Das frühere, fälschlicherweise als Vitamin B8 bezeichnete Inositol, ist ziemlich unbekannt, aber dennoch sehr wichtig. Wichtig vor allem für den Zuckerstoffwechsel und spielt eine große Rolle bei der Verwertung von Laktose. Inositol kann helfen die Zahl der Antikörper der Schilddrüse reduzieren und wirkt somit positiv dem Hashimoto entgegen. Vitamin B9 wird in der Schulmedizin immer erst dann interessant, wenn eine Frau schwanger werden möchte oder schwanger ist. Schade, denn Folsäure kann man auch ohne Kinderwunsch und Schwangerschaft gut gebrauchen, da es wichtig für die Zellteilung ist. Zudem verbessert es, in Kombination mit Vitamin B6 und Vitamin B12, den Homocysteinspiegel. Homocystein ist ein Endprodukt des Aminosäurestoffwechsels und hat eine schädliche Wirkung auf die Gefäße, so dass das Risiko für Arteriosklerose steigt. Folsäure ist übrigens nicht nur unter dem Begriff Vitamin B9 bekannt, sondern wurde früher auch als Vitamin B11 bezeichnet. Ich glaube, Vitamin B12 ist das bekannteste aller Vitamine. Bei Müdigkeit und Erschöpfung der Verkaufsrenner. Vitamin B12 kann aber weit mehr – es ist an der DNA-Synthese beteiligt, an

der Blutbildung, an der Zellteilung und ist wichtig für Herz, Hirn und Nerven. Die meisten B-Vitamine werden wie kleine Stiefkinder behandelt und stark vernachlässigt. Vitamin B12 jedoch hat auch in vielen Arztpraxis Einzug erhalten.
Die Einnahme verschiedenster Medikamente kann die Aufnahme und Verwertung dieser B-Vitamine empfindlich stören. Womit wir auch schon bei der nächsten Ursache für eine Schilddrüsenfehlfunktion wären. 23% der Menschen in Deutschland nehmen regelmäßig drei oder mehr Medikamente täglich ein. Je höher das Lebensalter, umso höher die tägliche Medikamenteneinnahme. So nimmt beispielsweise jeder zweite ab 70 täglich fünf oder gar mehr Medikamente ein. Wahnsinn, oder? Leider machen sich die wenigsten Gedanken darum, woher ihre Erkrankungen kommen, welche Ursachen da möglicherweise hinter Stecken. Stattdessen werden einfach regelmäßig verschiedenste Medikamente eingenommen und nicht selten werden dann noch Medikamente gegen die Nebenwirkungen der anderen Tabletten und Pillen eingenommen. In der Akutmedizin macht die Einnahme diverser Medikamente auf jeden Fall Sinn, aber dann muss man parallel auch gucken, was die Erkrankung in Erscheinung gebracht hat. Es kann ja nicht Ziel sein, dass man Symptome langfristig einfach unterdrückt. Dumm ist unser Organismus ja auch nicht – sucht er sich doch recht schnell eine neue Möglichkeit, um auf seinen Missstand aufmerksam zu machen. Medikamente als Nährstoffräuber – so lautet der Titel eines Buches von Uwe Gröber aus Essen. Ich kann das Buch wirklich jedem empfehlen.
Medikamente wie Cholesterinsenker, Blutdrucksenker, Antidepressiva wirken sich negativ auf Coenzym Q10 aus, auf Vitamin B12, Vitamin B6. Gerade Vitamin B6 und Vitamin B12 sind aber wichtige Bestandteile zur Blutbildung, Zellteilung, Abbau von

Homocystein. Coenzym Q10 wird von den Mitochondrien benötigt, damit diese genügende Energie produzieren können. Ein Mangel macht also müde, schlapp, mindert die Leistungsfähigkeit. Q10 kommt in allen Organen vor, die viel Energie benötigen, wie zum Beispiel im Herzen und der Leber.
Medikamente wie Amiodaron hemmen bei ca. 5 – 15% der mit Amiodaron behandelten Patienten die extrathyreoidale Konversion von T4 in aktives T3 und fördern so die Entstehung einer Schilddrüsenunterfunktion. Zudem hat das Medikament eine organtoxische Wirkung.
Ca. 2 – 12% der mit Amiodaron behandelten Patienten können eine Schilddrüsenüberfunktion unter der Einnahme entwickeln, bedingt durch die gesteigerte Hormonproduktion durch Jod und/oder proinflammatorische Reaktion mit Zerfall von Schilddrüsengewebe bei (undiagnostizierten) Hashimoto Patienten.
Auch andere Medikamente reduzieren Schilddrüsenfunktion, wie zum Beispiel Quetiapin, Clozapin, Carbamazepin.
Wichtig: Es sollten keine Schilddrüsenwerte nach jodhaltigem Kontrastmittelgaben erfolgen! Das jodhaltige Kontrastmittel kann die Werte verfälschen.

Auch die Pille oder die Hormonspirale nehmen negativen Einfluss auf den Mineralstoff- und Vitaminhaushalt. Sie sind wahre Räuber von Vitamin B6, Folsäure, Vitamin B12. Wie jetzt schon mehrfach gelesen, sind aber eben genau diese drei Nährstoffe auch wichtig für die Blutbildung und den Abbau von Homocystein.
Medikamente wie Omeprazol oder Pantoprazol sind ebenfalls Gift für die Schilddrüsenfunktion. Und nicht nur dafür, sondern ganz allgemein auch unglücklich für den Darm, für den Stoffwechsel, für die Knochen.

Die sogenannten Protonenpumpenhemmer (kurz PPI) hemmen die Bildung der Magensäure. Bei einer Gastritis (einer Magenschleimhautentzündung) ist der Einsatz von PPI kurzfristig durchaus ganz sinnvoll, der langfristige Einsatz aber sinnbefreit. Durch die Hemmung der Magensäure, kann Nahrung nicht verdaut werden. Die Nahrung rutscht also quasi unverdaut in den Darm. Der Darm aber kann damit eigentlich gar nichts anfangen. Die Magensäure ist aber nicht nur für die Verdauung von Speisebrei wichtig, sie ist auch wichtig, damit Erreger, die mit der Nahrung aufgenommen werden, abgetötet werden können und damit Vitamin B12, Magnesium und Proteine aufgenommen werden können. Ohne Magensäure haben wir einen enormen Verlust an eben diesen Nährstoffen.
Entwässerungsmittel können den Elektrolythaushalt in ein Ungleichgewicht bringen. Es werden viel zu viele Elektrolyte mit ausgeschwemmt und nicht wieder aufgenommen.
Metformin, ein Antidiabetesmittel, stört den Vitamin B6-Haushalt und auch den Magnesiumhaushalt. Die Resorption von Magnesium ist vermindert und die Magnesiumausscheidung wird erhöht, sodass ein Mangel an Magnesium recht schnell zum Tragen kommt. Magnesium ist aber ein wichtiger Baustein für diverse Stoffwechselprozesse, für die Bildung von Schilddrüsenhormonen, hat eine antientzündliche Wirkung, wirkt entspannend und beruhigend auf das vegetative Nervensystem. Liegt eine Schilddrüsenüberfunktion vor, wird hier ebenfalls vermehrt Magnesium ausgeschieden. Vitamin B6 Mängel können eine hormonelle Dysbalance verursachen sowie eine Blutarmut, da das Vitamin ein wichtiges Element der Blutbildung ist. Der langfristige Einsatz des Medikaments kann den Aufbau des Diaminoxidase Enzym (kurz DAO) stören, da die Bildungsgrundlage

des DAO Vitamin B6 und Zink ist. Das Enzym ist wichtig für den Histaminabbau.
Der langfristige Einsatz von Cortison kann sich ebenfalls sehr negativ auf den Organismus und natürlich auch auf die Schilddrüse auswirken. Cortison wird als antientzündliches Medikament eingesetzt, findet seine Anwendung auch immer dann, wenn das Immunsystem supprimiert, also unterdrückt werden soll, wie zum Beispiel bei Rheuma oder anderen Autoimmunerkrankungen. Glucocorticoide (Cortison) hemmen die Aktivierung von Vitamin D3, so dass es zu einem Vitamin D3 Mangel kommen kann. Ein Mangel hat negative Folgen auf den Knochenstoffwechsel, auf das Immunsystem, auf die Hormonbildung, auf die Schilddrüsenfunktion.
Statinen (Cholesterinsenkern/Lipidsenkern) werden immer dann eingesetzt, wenn jemand ein zu hohes Cholesterin aufweist. Oftmals wird dann gar nicht kontrolliert oder hinterfragt, warum das Cholesterin erhöht ist oder warum HDL und LDL in einem Missverhältnis sind. Der Einsatz des Medikamentes ist teilweise sehr sinnbefreit. Cholesterin ist etwas, was für den Körper wichtig, essenziell ist. Cholesterin ist die Ausgangsbasis unserer Steroid-/Sexualhormone. Cholesterin ist wichtig für die Zellmembran aller Körperzellen. Allein diese beiden Tatsachen zeigen schon, wie wichtig Cholesterin eigentlich ist. Essen wir cholesterinhaltige Lebensmittel, drosselt der Körper seine eigene Cholesterinproduktion. Nehmen wir längere Zeit keine cholesterinhaltigen Lebensmittel auf, produziert der Körper eigenständig mehr Cholesterin, denn er weiß ja, dass Cholesterin für diverse Prozesse im Körper unverzichtbar ist. Das Gesamtcholesterin setzt sich aus HDL und LDL zusammen. LDL transportiert Cholesterin dahin, wo es benötigt wird, HDL transportiert das überschüssige LDL wieder zurück zur Leber.

Liegt ein Ungleichgewicht zwischen LDL und HDL vor, kann das verbleibende LDL-Cholesterin zu Arteriosklerose führen. Infolgedessen kann sich dann im Laufe der Zeit der Blutdruck erhöhen, da der Körper darauf bedacht ist, das Blut an der Engstelle vorbei zu schießen, damit es zum Beispiel das Gehirn erreichen kann. Cholesterin ist also nicht per se schlecht, es hat durchaus seine Daseinsberechtigung. Es muss aber in einem ausgewogenen Verhältnis sein und daran kann man arbeiten, auch ohne Cholesterinsenker. Der Einsatz von Statinen stört die Funktion von Coenzym Q10 stark, so dass die Energiegewinnung in den Zellen gestört wird. Ein Mangel an Coenzym Q10 kann Muskelschmerzen und Muskelschwäche verursachen (bedenklich hierbei: das Herz ist ebenfalls ein Muskel!) sowie eine Insulinresistenz. Gedächtnisstörungen, Erektionsstörungen, Depressionen können durch den langfristigen Einsatz des Medikaments ausgelöst werden.

Es ist natürlich immer abhängig davon, wie lange diese Medikamente eingesetzt werden. Ich möchte aber auch erwähnen, dass die genannten Medikamente in der Regel nicht nur für zwei oder vier Wochen eingesetzt werden, sondern langfristig. Viele nehmen die genannten Medikamente über Jahre hinweg. Die Nebenwirkungen, die sich aus der Medikamentengabe einstellen, schleichen sich meistens ein und sind nicht vom ersten Tag an da. Viele arrangieren sich dann mit den Beschwerden und bringen diese nicht mit dem Medikament in Verbindung. Wer würde auch plötzlich auftretende Nesselsucht mit der Einnahme von Metformin in Verbindung bringen, vor allem dann, wenn man das Medikament schon seit 4 Jahren einnimmt?! Wer würde Muskel- und Gelenkschmerzen mit der Einnahme von Cholesterinsenkern in Verbindung bringen, wenn man den Lipidsenker seit 3 Jahren täglich einnimmt?! So gut wie niemand. Der Mangel an

Diaminoxidase Enzym, der Mangel an Q10 und Magnesium stellt sich nicht in zwei Tagen ein. Der Mangel schleicht sich unter Umständen über Monate oder Jahre hinweg ein.
Neben den Protonenpumpeninhibitoren, wie zum Beispiel Omeprazol, Pantoprazol, Esomeprazol, Lansoprazol, kann ein Mangel an Magensäure auch durch Stress oder durch Störungen der Schilddrüsenfunktion entstehen. Ein Mangel an Schilddrüsenhormonen kann sich negativ auf die Ausschüttung der Magensäure auswirken, so dass die aufgenommene Nahrung nicht weiter verdaut wird. Bei der Hashimoto-Thyreoiditis kann es nicht nur zu einem Angriff auf die Schilddrüse kommen, sondern auch zu einem Angriff auf die Belegzellen des Magens. Die Belegzellen sind die Zellen des Magens, die die Magensäure produzieren und den Intrinsic Factor, welcher für die Aufnahme von Vitamin B12 sehr wichtig ist. Der Intrinsic Factor bindet sich an Vitamin B12, damit es in den Dünndarm gelangen kann, wo es dann in den Körper aufgenommen wird. Steht nicht genügend Magensäure zur Verfügung, kann es mitunter sogar zu einem Mangel an Vitamin B12 und einem Mangel an Aminosäuren kommen, zur Störung des Homocysteinstoffwechsel, zu Störungen des Citrat-Stoffwechsels und, wie schon erwähnt, zur Störung der Verdauung. Die Nahrung wird nicht ausreichend desinfiziert, was zur Fehlbesiedlung von Dünn- und Dickdarm führen kann. Ein weiteres Problem ist, dass der Mageneingang ohne Magensäure und ohne Erreichen des geforderten pH-Wertes nicht schließt. Der pH-Wert des Magens sollte bei 1-1,5 liegen. Liegt der Wert darüber, kann der Mageneingang nicht ordnungsgemäß schließen und es kommt zu gasigen Ausströmungen in die Speiseröhre, die sich durchaus wie Sodbrennen anfühlen und auch die Speiseröhre verändern können. Sodbrennen ist also nicht gleich Sodbrennen. Es kann auch mal ein Mangel an Magensäure sein,

der einem da sauer aufstößt. Je länger der Nahrungsbrei nun im unterfunktionalen Magen liegt, umso mehr Gärung und Fäulnis setzt ein. Das stört die Magenschleimhäute, reizt sie und kann eine Magenschleimhautentzündung (Gastritis) verursachen. Geht man nun zum Arzt und schildert diesem seine Beschwerden – Sodbrennen, Magenschmerzen, Völlegefühl ... – verordnet dieser einem ganz sicher zuerst einen Magensäureblocker. Der Reiz, der in den Schleimhäuten ist, der wird dadurch auch tatsächlich oft etwas besser, aber die Ursache ist nicht behoben und der Ansatz ist auch ein völlig falscher, da ja kein Magensäureüberschuss vorliegt, sondern ein Magensäuremangel.
Neben Stress und Protonenpumpeninhibitoren kann auch ein Vitamin B6 Mangel einen Mangel an Magensäure verursachen. In Folge des Mangels wird zu wenig Bicarbonat gebildet, die Enzyme der Bauchspeicheldrüse können nicht aktiviert werden, der sauer Mageninhalt rutscht in den Zwölffingerdarm und kann dort zu Magengeschwüren führen.
Wie lässt sich nun selbstständig rauskriegen, ob man einen Mangel an Magensäure hat oder eher einen Überschuss? Es gibt drei Möglichkeiten:

- Natrontest nach Rose
- Rote Bete Test nach Switzer
- Betain HCL Kapseln

Beim Natrontest gibt man einen gehäuften Teelöffel Kaisernatron in ein kleines Glas stilles Wasser (ca. 100-150 ml) und trinkt das Gemisch morgens, unmittelbar nach dem Aufstehen, nüchtern und auf ex. Anschließend fünf Minuten setzen und warten, ob ein Aufstoßen kommt oder ob kein Aufstoßen kommt.

Kaisernatron geht mit Magensäure eine chemische Verbindung ein, aus welcher Kohlendioxid entsteht. Dieses Kohlendioxid möchte so schnell wie möglich entweichen, so dass ein Aufstoßen entsteht. Je saurer der Magen, umso mehr Kohlendioxid = mehr Aufstoßen. Je basischer der Magen, umso weniger Kohlendioxid = kein Aufstoßen.
Normalerweise kommt das Aufstoßen, bei einem sauren Magen, sehr schnell zu Stande. Je länger es dauert, bis das Aufstoßen kommt, umso verzögerter arbeitet der Magen.

Auch mit Roter Bete kann man testen, ob man genügend Magensäure hat oder ob der Magen quasi trocken liegt. Zu diesem Zwecke trinkt man 100ml Rote Bete Saft und beobachtet anschließend Stuhl und Urin. Färbt sich der Urin und der Stuhl rötlich/lila, ist dies ein Zeichen dafür, dass zu wenig oder gar keine Magensäure vorhanden ist. Färben sich Urin und Stuhl nicht ein, ist der Magen sauer genug.

Betain ist eine Ammoniumverbindung und ist weder Aminosäure noch Vitamin. Betain ist ein Abkömmling der Aminosäure Glycin und entsteht durch Oxidation von Cholin. Der Begriff leitet sich von dem Wort "Rübe" (Bete) ab. Betain HCL ist ein Nahrungsergänzungsmittel, welches die Produktion der Magensäure anregt. Die Produktion der Magensäure hängt vom Hormon Gastrin ab. Gastrin regt, neben der Bildung von Salzsäure, auch den Gallenfluss und die Enzymbildung der Bauchspeicheldrüse an.
Die Magensäure ist wichtig, um die Aktivierung von Pepsinogen zu Pepsin anzuregen. Pepsin ist ein Enzym, das für die Proteinverdauung erforderlich ist und die Fermentation von Kohlenhydraten verhindert. Ein Mangel an HCL führt zur Bildung von Milchsäure-, Brenztraubensäure- und Schwefelverbindungen. Alles

drei Substanzen, die ein brennendes Gefühl im Magen verursachen.
Durch die Gabe von Betain HCL gelangt zusätzliche Salzsäure in den Magensaft und unterstützt so die natürlichen Vorgänge. Beim Betaintest werden 2 Kapseln Betain HCL zur Mahlzeit eingenommen. Entsteht nach der Einnahme, nach dem Essen, ein brennendes Gefühl oder Druck in der Magengegend, dann ist wahrscheinlich ausreichend oder gar zu viel Magensäure vorhanden. Spürt man während des Essens oder nach dem Essen gar nichts, fühlt sich der Bauch gut an, dann könnte das ein Hinweis auf zu wenig Magensäure sein.

Ein Mangel an Magensäure kann sich auch versteckt im Blut zeigen. Durch den Mangel an Magensäure kommt es bei vielen zu einer schlechten Proteinaufnahme und damit zu einem Aminosäuremangel. Der Proteinmangel macht sich im Blut als niedriges Serumprotein/Gesamtprotein bemerkbar. Der Wert sollte zwischen 65 und 85 g/l (6,5–8,5 g/dL) – je höher in der Norm, umso besser. Auch ein Vitamin B12 Mangel bzw. ein niedriges Holotranscobalamin kann auf einen Magensäuremangel hinweisen. Um Vitamin B12 aufnehmen zu können, wird der Intrinsic Factor benötigt. Fehlt Magensäure, fehlt auch der Intrinsic Factor – Vitamin B12 kann nicht aufgenommen und zum Dünndarm transportiert werden. Ohne Vitamin B12 stagniert die Reifung der roten Blutkörperchen, der Erythrozyten. Das über das Blutbild getestete MCV (mittleres corpuskuläres Volumen) ist dann oft zu hoch. Vitamin B12 ist aber auch wichtig für den Abbau des Homocysteins, welches aus dem Aminosäurestoffwechsel entsteht. Ein erhöhtes Homocystein kann demnach auch ein indirekter Hinweis auf einen Magensäuremangel sein.

GFR nach CKD-EPI (B	**CKDEPI**	ml/min	**83**						
CRP quantitativ	**CRP**	mg/l	**2,1**						<5
Gesamt-Eiweiss	**GE**	g/dl	**6,66**						6,5-8,0
	EPHO		**Bildinform**						
Albumin (Elektropho	**ALB**	%	**60,3**						55,8 - 66,1
A 1 Globuline	**A1**	%	[illegible]						[illegible]

Behoben werden kann der Mangel durch die Einnahme von Betain HCL oder auch durch Bitterstoffe. Auch Apfelessig und Süßholzwurzeltee kann positiv für den Magen sein. Das sollte dann am besten mit einem Therapeuten besprochen werden, welches Mittel am ehesten in Frage kommt.
Der Mangel an Magensäure kann durch die schlechte Schilddrüsenfunktion ausgelöst werden, je unterfunktionaler die Schilddrüse, umso weniger Magensäure wird ausgeschüttet. Es kann aber eben auch sein, dass das autoimmune Geschehen der Schilddrüse die Zellen des Magens angreift. Egal wie man es dreht oder wendet – die Magenfunktion ist wichtig für die Schilddrüse, die Schilddrüsenfunktion ist wichtig für den Magen.
Ein Mangel an HCL kann aber auch durch Stress entstehen. Stress bringt den Vagusnerv, unseren zwölften Hirnnerven, welcher für Ruhe und Verdauung zuständig ist, völlig aus dem Gleichgewicht. Ist der Vagusnerv gestresst, ruht die Verdauung. Magen und Darm werden nicht mehr ordentlich durchblutet und damit werden auch weniger Verdauungssekrete ausgeschüttet. Unter einer Schilddrüsenunterfunktion kommt es daher nicht selten auch zu Gallensteinen. Der Gallenfluss ist nicht optimal, das Gallensekret eher serös, also klebrig, so dass sich dadurch schneller Steine ausbilden können. Auch die Produktion und Ausschüttung der Bauchspeicheldrüsenenzyme kann ins Stocken geraten. Ist dies der Fall, werden Fette, Kohlenhydrate und Eiweiß nicht richtig gespalten und stören die florale Besiedlung des Darms. Nährstoffe aus Fetten, Kohlenhydraten und Eiweiß werden nicht aufgenommen und gehen ungenutzt verloren. Der Stuhl schmiert dann meist sehr stark, es kommt zu Blähungen, einem Blähbauch.

Hormonelle Verhütung (Pille, Spirale, Implanton ...) ist ein ziemliches Thema, vor allem bei jungen Frauen. Einerseits ist die hormonelle Verhütung sehr praktisch, andererseits aber auch mit vielen Nebenwirkungen behaftet. Nebenwirkungen, die oft auch erst nach vielen Jahren der Einnahme entstehen und durchaus auch Lebensqualität kosten können. Guckt man in die Packungsbeilagen der Pillen oder auch der gängigen Spiralen, wird einem nahezu schwindelig.

Eine von zehn Anwenderinnen der Hormonspirale berichten über:

- Kopfschmerzen
- Bauchschmerzen/Schmerzen im kleinen Becken
- Akne/fettige Haut
- Veränderungen bei der Menstruationsblutung einschließlich stärkere und schwächere Menstruationsblutungen, Schmierblutung, seltene Regelblutungen und Ausbleiben der Blutungen
- Eierstockzysten
- Entzündung der äußeren Geschlechtsorgane und Scheide
- Depressive Stimmungen/Depression
- Verminderte Libido
- Migräne
- Schwindelgefühl
- Übelkeit
- Haarausfall
- Infektionen (Entzündung) des oberen Genitaltrakts
- Schmerzhafte Periodenblutung
- Brustschmerz/-beschwerden

- Genitaler Ausfluss
- Gewichtszunahme

Ziemlich viele Nebenwirkungen oder?! Und das sind noch lange nicht alle. Das sind lediglich die, die bei einer von zehn Anwenderinnen auftreten können. Aber wie kommen diese ganzen Nebenwirkungen zustande? Die Pille ist, wie viele andere Medikamente auch, ein wahrer Nährstoffräuber. Sie verbraucht Vitamin B6 und Folsäure, aber auch Zink, Magnesium und Vitamin B12. Wie jetzt schon mehrfach gehört, sind das aber alles Nährstoffe und Bausteine, die zwingend benötigt werden für die Blutbildung, für den Aufbau und die Aktivierung von Neurotransmittern, zum Abbau von Homocystein, Zellaufbau, Zellregeneration, Entgiftung.

Vitamin B6 ist für die Progesteron-Synthese wichtig und unverzichtbar. Ein Mangel an Vitamin B6 sorgt dafür, dass Progesteron nicht mehr ausreichend zur Verfügung steht. Ein Progesteronmangel lässt das Östrogen dominanter werden. Östrogene haben prinzipiell ihre Daseinsberechtigung. Übersteigt das Östrogen aber eine bestimmte Menge, sorgt es für Unruhe im Körper. Eine Östrogendominanz kann den Histaminmetabolismus anregen, kann den Zellaufbau anregen, kann entzündungsfördernd wirken. Hieraus kann Migräne entstehen, Haarausfall, verstärkte Regelblutungen, Muskel- und Gelenkschmerzen und so weiter …

Die Pille, auch Ovulationshemmer genannt, verbraucht aber nicht nur Nährstoffe, sie blockiert auch die Rezeptoren, so dass dem Gehirn vorgegaukelt wird, dass der Bedarf an Hormonen gedeckt ist und keine mehr produziert werden müssen. Über den

Weg soll verhindert werden, dass ein Eisprung stattfindet. Da aber über den Eisprung das Gelbkörperhormon oder auch Progestern freigesetzt wird, sinkt unter der Pille der Progesteronpegel sukzessive ab. Progesteron und auch Östrogen sind für die Schilddrüsenfunktion wichtig. Eine Störung des hormonellen Gleichgewichts wirkt sich auch auf die Schilddrüsenfunktion nachhaltig aus. Ein Progesteronmangel führt unweigerlich zu einer Östrogendominanz.

Die Pille hat mit natürlichen Hormonen gar nichts gemein. Die Pille ist ein Medikament.

Wenn man sich mal die Hormonkaskade ansieht, kann man gut erkennen, was im Körper passiert, wenn Progesteron im Mangel ist:

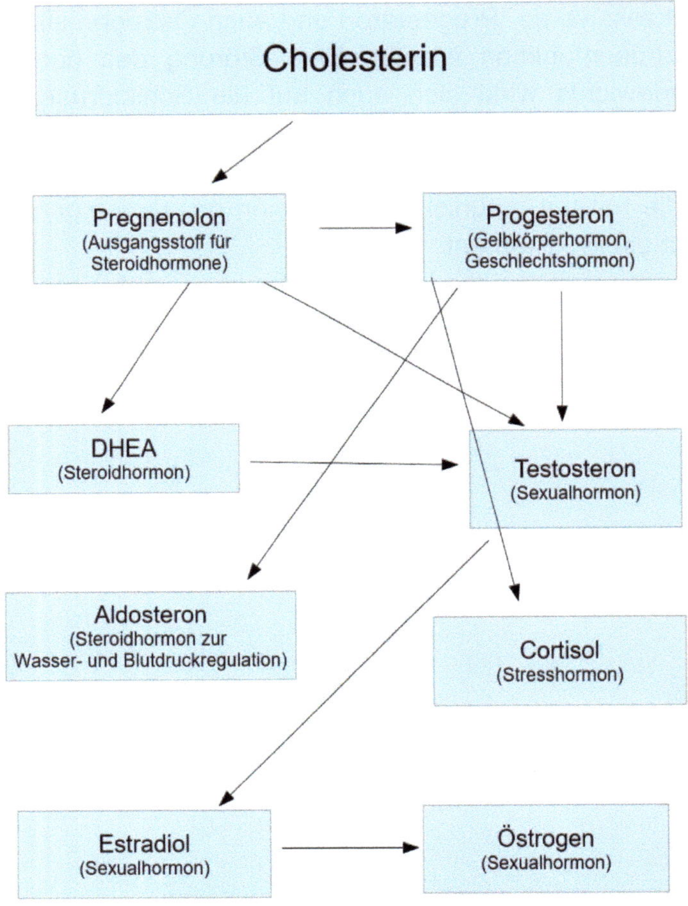

Bild: Alexandra Nau

Die Kette unterhalb des Progesterons setzt sich nicht weiter fort. Die Bildung von Cortisol ist gestört. Ovulationshemmer, die Gestagen und Ethinylestradiol beinhalten, haben zudem einen großen Störeinfluss auf die Leberfunktion.
Ethinylestradiol ahmt das körpereigene Östrogen nach und verhindert die Follikelreife, also die Eizellbildung und muss aufwändig von der Leber abgebaut werden. Die Halbwertszeit, die Zeit, bis die Hälfte des Wirkstoffs vom Körper ausgeschieden oder abgebaut wurde, von Ethinylestradiol beläuft sich auf sieben bis sechsunddreißig Stunden.
Drospirenon, eine Kombination aus Ethinylestradiol und Gestagen, hat gestagene, antiandrogene und antimineralocorticoide Eigenschaften und eine Halbwertszeit von 32 Stunden. Ein antimineralocorticod ist ein Aldosteronantagonist und damit ein Entwässerungsmittel. Werden Entwässerungsmittel eingesetzt, ohne dass jemand entwässern muss, hat das zur Folge, dass das Blut dicker wird, die Fließeigenschaft des Blutes wird schlechter, die Gefahr einer Thrombose, Embolie, eines Schlaganfalls steigt enorm an.
Die Halbwertszeit vom synthetischen Gestagen beträgt ca. 9 bis 10 Stunden.
Um das hormonnachahmende Medikament wieder abbauen zu können, werden Transporter benötigt. Die Leber muss folglich sehr viel SHBG (sexualhormonbindendes Globulin/steroidhormonbindendes Globulin) produzieren. SHBG bindet, transportiert und speichert Hormone wie zum Beispiel Östrogen und auch Testosteron. Erhöht sich das SHBG durch die Einnahme der Pille, wird auch vermehrt Testosteron gebunden und steht dem Organismus nicht mehr zur Verfügung. Das macht müde,

schlapp, lässt die Muskelkraft schwinden und kann Akne verursachen.
Eine Schilddrüsenunterfunktion kann das sexualhormonbindende Globulin verringern. Infolgedessen können weniger Hormone gebunden, gespeichert und transportiert werden.
Bei einer Schilddrüsenüberfunktion ist das sexualhormonbindende Globulin oft erhöht. Hier wird wiederum zu viel Testosteron und Östrogen gebunden und steht dem Körper nicht zur Verfügung.
Einerseits hat die Höhe des SHGB Folgen für die Schilddrüse, die Schilddrüsenfunktion an sich hat aber auch Folgen für das SHBG. In der Pillenpause fällt das SHBG schlagartig ab, der Schilddrüsen stehen wieder mehr freie Hormone zur Verfügung. Dieser Vorgang überfordert den Körper regelrecht, so dass der Abfall des SHBG dazu führt, dass es viele Frauen in der Pillenpause bedeutend schlechter geht, als während der Einnahmezeit.
Wie man der Kaskade gut entnehmen kann, hemmt ein Ovulationshemmer die Bildung von Cortisol, unserem Aktivitäts-/Stresshormon. Cortisol wird darüber hinaus auch für das Immunsystem, die Blutzuckerregulation und den Stoffwechsel wichtig. Befindet sich nicht genügend Cortisol im Umlauf, können sich Entzündungen immer weiter entwickeln und werden vom Immunsystem nicht mehr selbstständig reguliert. Gerade entzündliche Veränderungen in der Schilddrüse, Erreger, wie das Epstein-Barr Virus, immunologische Prozesse wie bei der Hashimoto-Thyreoiditis, werden zu Selbstläufern und zerstören nach und nach immer mehr Schilddrüsengewebe. Eine ausreichende Cortisolproduktion von Seiten der Nebennieren ist demnach elementar wichtig, um eine einwandfreie Schilddrüsenfunktion zu gewährleisten.

Auch Stress nimmt einen großen, negativen Einfluss auf das Cortisol. Wenn wir im Stress sind, wird vermehrt Cortisol ausgeschüttet, um dem Stressniveau standhalten zu können. Da Cortisol aber erschöpflich ist, fangen die Nebennieren irgendwann an, das Pregnenolon anzuzapfen – das sogenannte Pregnenolon-Stealing Syndrom. Ein erneuter Blick auf die Hormonkaskade verrät, dass Pregnenolon die Mutter der Sexualhormone ist. Wird hier angezapft, bleibt nicht mehr viel für das Progesteron übrig und so schwindet das Hormon nach und nach. Zudem führt die vermehrte Freisetzung von Cortisol auch zu einer erhöhten Freisetzung von Zucker aus der Leber. Das bringt zwar kurzfristig Energie, langfristig gesehen stört es aber den Insulinhaushalt, fördert Entzündungen und kann zur Insulinresistenz führen.
Mit Stress ist hier allerdings nicht ausschließlich das gemeint, was man allgemeinhin als Stress bezeichnet. Der Begriff Stress ist für viele gleichbedeutend mit von Termin zu Termin hetzen, auf der Arbeit zu viel zu tun haben, zu Hause zu viel zu tun haben … Stress ist aber auch, wenn Entzündungen im Körper sind, falsche Ernährung oder exzessiver Sport, niedrige Trinkmenge, Geräuschempfindlichkeit, Nährstoffmangel, Darmdysbiose, hormonelle Störungen, Aminosäurenmangel, Schlafstörungen, Schichtdienste, Überanstrengung, Medikamente, Schilddrüsenstörungen, virale Belastungen, bakterielle Belastungen, Rauchen, Alkohol, CRP-Erhöhung. Stress ist so viel mehr als wir denken!
Ein Cortisolüberschuss senkt das von der Hypophyse ausgeschüttete TSH. Der Hypothalamus und die Hypophyse werden durch die Stresshormone in ihrer Funktion behindert, so dass die Steuerung der Schilddrüsenhormone gestört wird. Stress fördert zudem entzündungsfördernde Zytokine. Diese Zytokine unterdrücken ebenfalls den Hypothalamus, die Hypophyse und die

Nebennieren, sowie die Bildung von TSH und die Umwandlung von T4 in T3.
Die Cortisolausschüttung wird durch das ACTH gesteuert. Man vermutet, dass es beim Hashimoto einen Angriff auf die ACTH-bildenden Zellen gibt.
Stress und erhöhtes Cortisol beeinträchtigen aber nicht nur die Schilddrüsenfunktion, sondern auch die Leberfunktion, so dass die überschüssigen Östrogene und ihre Metaboliten nicht mehr ausreichend abgebaut werden können. Die Leberfunktion ist sehr wichtig für die Umwandlung von T4 in T3. Die Leber ist unverzichtbar. Das durch die gestörte Leberfunktion, oder durch ein hormonelles Ungleichgewicht, erhöhte Östrogen lässt das Thyroxin bindende Globulin, kurz TBG, steigen. TBG transportiert die Schilddrüsenhormone T4 und T3 durch das Blut. Solange die Schilddrüsenhormone am Eiweißträger hängen, sind sie inaktiv und können keine funktionellen Aufgaben im Körper übernehmen. Damit T3 und T4 aktiv und frei werden, müssen sich erst wieder vom TBG lösen. Je höher das Thyroxin bindende Globulin, umso weniger freie Schilddrüsenhormone stehen zur Verfügung.
Langanhaltender Stress fördert die entzündungsfördernden Zytokine Interleukin-6, Interleukin-1, Interleukin-2, Interleukin-12, TNF-alpha. Diese Zytokine unterdrücken die Funktion des Hypothalamus, der Hypophyse und der Nebennieren. Sie unterdrücken zudem die Bildung von TSH und die Umwandlung von T4 in T3.

Die Aminosäure Tyrosin ist die Ausgangssubstanz für die Bildung der Schilddrüsenhormone (Thyroxin), aber auch die Ausgangssubstanz für Adrenalin, Noradrenalin, Dopamin, Melanin. Bei Stress wird, neben dem Cortisol, auch vermehrt Adrenalin freigesetzt. Stress erhöht die Herzfrequenz, steigert den Blutdruck, die Lunge kann mehr Sauerstoff aufnehmen, die Verdauung wird gebremst. Noradrenalin verengt die Blutgefäße, um so den Blutdruck zu steigern. Bei einem erhöhten Stresspegel steht der Schilddrüse das Tyrosin nicht mehr in ausreichender Menge zur Verfügung, somit versiegt die Quelle zur Bildung von Schilddrüsenhormonen.

Endokrinologie

NeuroBalance Profil:

DHEA (Saliva) Morgenwert	50	pg/ml	50 - 180
DHEA (Saliva) nach 12 h	10	pg/ml	7 - 141
Cortisol (Saliva) Morgenwert	66198	pg/ml	1850 - 14570
Der Messwert wurde kontrolliert.			
Cortisol (Saliva) nach 2 h	15422	pg/ml	1300 - 10290
Cortisol (Saliva) nach 5 h	8647	pg/ml	760 - 5690
Cortisol (Saliva) nach 8 h	13075	pg/ml	650 - 4380
Cortisol (Saliva) nach 12 h	15392	pg/ml	330 - 3330
Cortisol/DHEA-Ratio (Morgenwert)	1322,7	Ratio	20,2 - 288,0
Cortisol/DHEA-Ratio (nach 12 h)	1553,9	Ratio	7,7 - 241,1
Adrenalin i. Urin	5,9	µg/g Kreatinin	5,0 - 13,0
Noradrenalin i. Urin	81,2	µg/g Kreatinin	25,0 - 75,0
Noradrenalin/Adrenalin-Ratio	13,7	Ratio	3,0 - 6,0
Dopamin i. Urin	174,5	µg/g Kreatinin	50,0 - 250,0

MVZ Labor Dr. Kirkamm GmbH
T. + 49 (0) 6131 - 7205-150 F. + 49 (0) 6131 - 7205-100
Hans-Böckler-Straße 109-111 55128 Mainz
info@ganzimmun.de www.ganzimmun.de

Auch Dopamin wird aus Tyrosin synthetisiert. Ein Mangel an Dopamin macht Antriebslos und müde, depressiv, kann Parkinson und das Restless Legs Syndrom auslösen. Zu viel Dopamin macht schwerfällig, Kopfschmerzen, kann Psychosen und Schizophrenie auslösen.
Was für ein Hamsterrad oder? Da können einem schon ordentlich die Ohren klingeln, wenn man sich mal verinnerlich, was Stress alles auslösen kann. Und mal ehrlich, wer ist frei von Stress? Kaum jemand! Wenn mich mein Nachbar unter oder über mir absolut nervt, dann bin ich schon im Stress. Wenn das Rauschen der Autobahn meinen Schlaf stört, bin ich im Stress. Mich zum Beispiel stresst es ungemein, wenn ich im Hotel übernachte und Küchengerüche in mein Zimmer dringen. Ich kann dann die ganze Nacht nicht schlafen.
Stress lässt sich über die Herzratenvariabilitätsmessung (HRV) messen. Permanenter Stress verändert das vegetative Nervensystem. Der Vagusnerv, unser Ruhe- und Entspannungsnerv, wird durch Stress permanent getriggert und damit dann geschwächt. Der Vagusnerv ist Teil des parasympathischen Nervensystems und sorgt dafür, dass die Verdauung in Ruhe stattfinden kann, dass die Gefäße entspannt sind, um für optimale Durchblutungsverhältnisse zu sorgen. Je mehr Stress, umso geschwächter der Vagusnerv. Je schwächer der Vagusnerv, umso schlechter werden Magen und Darm durchblutet. Eine schlechte Durchblutung von Magen und Darm hat zur Folge, dass im Magen nicht ausreichend Magensäure produziert und ausgeschüttet wird und die Darmperistaltik, die Darmbeweglichkeit, stark eingeschränkt wird. Bewegen sich Magen und Darm nicht ordentlich, kann die Nahrung nicht verdaut und weiter transportiert werden. Sie verharrt zu lange im Verdauungstrakt und kann dort zu Gärung und Fäulnis führen. Der pH-Wert des Magens und des

Darms kann sich darunter verändern und das Mikrobiom des Darms durcheinander bringen. Da auch der Darm, neben der Leber, wichtig ist für die Umwandlung von T4 in T3, ist demnach auch hier die reibungslose Funktion Voraussetzung.

Wie gerade schon erwähnt, kann auch ein Eisenmangel Stress für den Organismus sein und stört auch die Schilddrüsenfunktion gravierend. Die Schilddrüse braucht Eisen, um arbeiten zu können. Eisen wirkt nicht nur antientzündlich, es ist ein wichtiges und unverzichtbares Betriebsmittel.
Ein Eisenmangel beeinträchtigt die Funktion des Enzyms TPO, was wiederum die Synthese der Schilddrüsenhormone behindert. Leider wird dieses Wissen, welches durch zahlreiche Studien manifestiert wird, nicht aktiv genutzt und so ist der Eisenmangel noch immer ein belächeltes Problem.
Drei bis fünf Gramm Eisen finden sich in einem gesunden Organismus. Ungefähr 2/3 davon sind im Hämoglobin der Erythrozyten (der roten Blutkörperchen) gebunden. Der Rest verteilt sich auf das Myoglobin und die TPO. Überschüssiges, nicht benötigtes Eisen, wird in Form von Ferritin in der Leber und im Knochenmark gespeichert. Der tägliche Bedarf an Eisen liegt bei 10-20mg.
Das meiste Eisen wird im Duodenum, im Zwölffingerdarm, einem Teil des Dünndarms, aufgenommen. Je weiter sich der Darm fortsetzt, umso niedriger ist die Eisenresorption. Durch die Magensäure wird Eisen aus der Nahrung gelöst und dann entsprechend resorbiert.
Wie schon zu Beginn des Buches erwähnt, wird oft gar nicht der Ferritinwert gemessen, sondern oftmals nur das Hämoglobin und mit etwas Glück Eisen im Serum. Diese beiden Werte zeigen mir aber nicht an, ob und wie gut mein Eisenspeicher gut gefüllt ist.

Das Eisen im Blutserum kann noch immer messbar vorhanden sein und trotzdem ist der Speicher nahezu leer. Erst wenn kein Eisen mehr im Speicher ist, kann es auch nicht mehr ins Blut überführt werden, so dass der Wert „Eisen im Serum“ nach und nach absinkt.
Eisen ist nicht nur für die Schilddrüse wichtig, sondern für alle Organe. Eisen ist für den Zellaufbau zuständig, nimmt Einfluss auf die Nervenzellen, hat eine wichtige Rolle im Immun- und Hormonsystem. Ist der Eisenspeicher leer, können diverse Hormone wie z.B. Serotonin, Melatonin, Dopamin, Cortisol nicht produziert werden.
Da Eisen für den Sauerstofftransport wichtig ist, ist es nur logisch, dass wir uns bei einem Eisenmangel müde, abgeschlagen und schlapp fühlen. Je weniger Eisen, desto geringer die Sauerstoffaufnahme. Wenig Sauerstoff = wenig Energie in der Zelle. Da die Versorgung der Zellen ebenfalls sehr schlecht ist, werden die Haare spröde, fallen aus, Nägel werden brüchig, die Mundwinkel reißen ein. Wenn nicht genügend Sauerstoff reinkommt, kommt in der Regel auch nicht genügend Kohlendioxid raus. Der Körper übersäuert daher nach und nach.
Unser Körper kann Eisen nicht selber herstellen und ist somit auf die Zufuhr von außen angewiesen. Ernähren wir uns einseitig und ungesund, nehmen wir kaum bzw. gar kein Eisen auf. Der Eisenmangel ist vorprogrammiert. Unter normalen Umständen verbrauchen wir ca. 1 bis 2 mg Eisen täglich. Es gibt aber auch Phasen, in denen der Körper wesentlich mehr Eisen verbraucht bzw. verliert. So zum Beispiel in der Menstruationszeit oder aber auch bei Operationen. Starke Hämorrhoidalblutungen lassen den Bedarf steigen, ebenso eine Geburt oder Tumore und Magengeschwüre. Im Schnitt gehen pro ml verlorenem Blut ca. 0,5 mg Eisen mit verloren.

Transferrin dient dem Eisen als Transportmedium und ist ein Eiweiß, welches in der Leber gebildet wird. Dieses Eiweiß transportiert das Eisen zur Zelle, zu den Organen, zum Knochenmark sowie zu den Muskeln.
Ferritin ist ebenfalls ein Eiweiß. Es speichert das Eisen. Würde das Eisen frei kursieren und nicht in einen Speicher transportiert werden, hätte es eine toxische Wirkung auf den Körper und genau aus diesem Grund sollte man auch nicht einfach wahllos Eisenpräparate einnehmen, ohne zu wissen, ob ein Mangel vorliegt. Nimmt man Eisen im Überschuss ein, sind alle Speicherplätze belegt, das Eisen bewegt sich frei durch den Körper und kann dort zu Schäden führen.
Hämoglobin, abgekürzt HB, bezeichnet den roten Farbstoff in den Erythrozyten. Hämoglobin bindet Sauerstoff im Blut.

Non-HDL-Cholesterin	86	mg/dl		

Risiko-Kategorie primärer LDL-Zielwert sekundärer NON-HDL-Zielwert*/**
sehr hoch < 55 mg/dl und Reduktion von >=50% vom Ausgangswert < 85 mg/dl
hoch < 70 mg/dl und Reduktion von >=50% vom Ausgangswert < 100 mg/dl
mittel < 100 mg/dl < 130 mg/dl
niedrig < 116 mg/dl
* NON-HDL-Cholesterin = Cholesterin (gesamt) - HDL-Cholesterin
** besonders bei Personen mit hohen Triglyceridwerten, Diabetes mellitus, Adipositas oder sehr niedrigen LDL-Werten empfohlen.
Quelle:
Mach F et al. 2019 Eur Heart J 2019; DOI: 10.1093/eurheartj/ehz455

Triglyceride	36	mg/dl		< 150
Eisen	78	µg/dl	111 (6.7.21)	50 - 170
Transferrin	215	mg/dl	233 (23.12.21)	250 - 380
Ferritin	53,7	ng/ml	36,2 (23.12.21)	10,0 - 291,0

Niedrige Ferritinwerte weisen unabhängig davon, ob eine Anämie besteht, auf einen Eisenmangel hin. Für weitere Diagnostik bzw. zu weitergehenden Beurteilung einer Anämie wird die Bestimmung des löslichen Transferrinrezeptors (sTFR) empfohlen. Beachtenswert: Ferritinwerte < 70 ng/ml können von einem telogenen Effluvium (latenter Haarausfall) begleitet sein.

Transferrinsättigung	25,7	%		16 - 45
TSH Basalwert				

Eisen	28 µg/dl	50 - 170
Transferrin	349 mg/dl	250 - 380
Ferritin	5,4 ng/ml	10,0 - 291,0

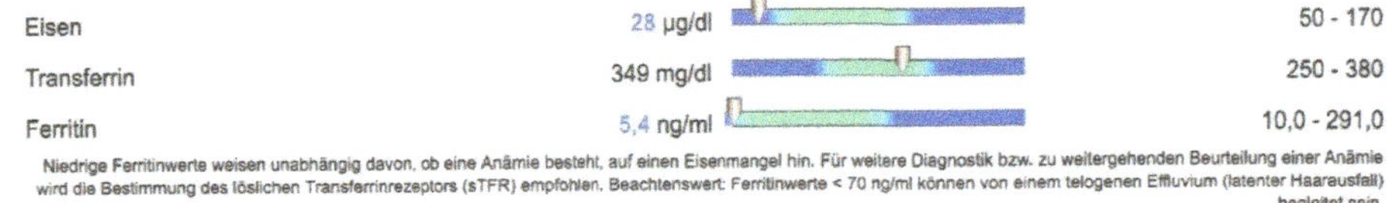

Niedrige Ferritinwerte weisen unabhängig davon, ob eine Anämie besteht, auf einen Eisenmangel hin. Für weitere Diagnostik bzw. zu weitergehenden Beurteilung einer Anämie wird die Bestimmung des löslichen Transferrinrezeptors (sTFR) empfohlen. Beachtenswert: Ferritinwerte < 70 ng/ml können von einem telogenen Effluvium (latenter Haarausfall) begleitet sein.

Laborärztlicher Befundbericht Endbefund, Seite 1 von 4

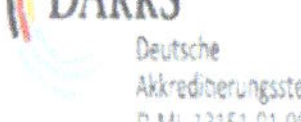

Benötigtes Untersuchungsmaterial: Serum

Untersuchung	Ergebnis	Einheit		Vorwert	Referenzbereich/ Nachweisgrenze
Klinische Chemie					
Eisen	63	µg/dl			50 - 170
Transferrin	269	mg/dl			250 - 380
Ferritin	9,2	ng/ml			9 - 159
Niedrige Ferritinwerte weisen unabhängig davon, ob eine Anämie besteht, auf einen Eisenmangel hin. Für weitere Diagnostik bzw. zu weitergehenden Beurteilung einer Anämie wird die Bestimmung des löslichen Transferrinrezeptors (sTFR) empfohlen. Beachtenswert: Ferritinwerte < 70 ng/ml können von einem telogenen Effluvium (latenter Haarausfall) begleitet sein.					
Gesamteiweiß	7,0	g/dl			5,7 - 8,0
Mikronährstoffe					

Über die Nahrung nehmen wir zweiwertiges und dreiwertiges Eisen auf. Zweiwertiges Eisen wird besser verwertet und stammt in der Regel aus tierischer Nahrung. Dreiwertiges Eisen entstammt dem Gemüse und Obst und wird schlechter aufgenommen. Das ist auch der Grund, warum Rohköstler oft einen Eisenmangel haben.
Kaffee, bestimmte Teesorten, phosphathaltige Getränke, Calcium, Magnesium, bestimmte Getreideprodukte und Medikamente wie z.B. Magensäureblocker, Antazida, Cholesterinsenker können die Eisenaufnahme hemmen. Vitamin C hingegen fördert die Eisenaufnahme. Sanddorn, Zitrone, Paprika, dunkle Kohlsorten, Hagebutte, dunkle Johannisbeeren haben einen sehr hohen Vitamin C Gehalt und eigenen sich daher sehr gut, um die Eisenaufnahme zu unterstützen. Fleisch und Fisch sind auch gute Eisenlieferanten und sollten daher regelmäßig mit in den Speiseplan eingebaut werden. Aber nicht nur mangelnde Eisenaufnahme durch die Ernährung und Eisenverlust durch Blutungen kann einen Eisenmangel auslösen. Auch eine nicht intakte Darmflora kann ursächlich sein. Unser Dünndarm ist mit den sogenannten Mikrovilli ausgekleidet. Diese Mikrovilli dienen der Oberflächenvergrößerung, zur Nährstoffaufnahme. Werden die Mikrovilli durch Lebensmittelunverträglichkeit und die daraus resultierenden Entzündungen geschädigt, können Nährstoffe nicht mehr aufgenommen werden. Nährstoffe, Vitamine und Spurenelemente sind extrem wichtig um bestimmte Körpervorgänge, wie zum Beispiel die Blutbildung und diverse Stoffwechselvorgänge aufrecht zu erhalten. Wer durch Antibiotikaeinnahme, Stress, Medikamente, Fehlernährung eine geschädigte Darmflora hat, sollte auch mal ein Auge auf die oben genannten Eisenwerte werfen. Der oben aufgeführte Blutverlust führt natürlich nicht nur zu einem Eisenmangel. Es kann auch eine

Blutarmut entstehen. Die Blutzellen müssen erst einmal vom Körper nachgebildet werden. Liegt ein Blutverlust vor oder eine Blutbildungsstörung, kommt der Körper mit der Produktion nicht mehr hinterher. Die Blutbildung findet überwiegend im Knochenmark statt. In der Wirbelsäule, dem Brustbein, der Hüfte, den Rippen und dem Schädel findet sich das sogenannte rote Knochenmark, in dem unsere Blutzellen gebildet werden. Blutzellen leben nicht unendlich, sie haben eine eingeschränkte Überlebensdauer von 120 Tagen. Aus diesem Grund werden täglich viele neue Blutzellen gebildet, damit wir nicht plötzlich komplett ohne dastehen. Für diesen Prozess benötigt der Körper Eisen, Vitamin B12, Folsäure, Zink und Kobalt in ausreichender Menge. Liegt nun ein nachgewiesener Eisenmangel im Körper vor, sollte dieser natürlich ausgeglichen werden. Extrem wichtig ist es aber auch abzuklären, wie es zum Eisenmangel gekommen ist! Liegt es an starken Regelblutungen oder Hämorrhoidenblutungen, macht es nur Sinn dort den Therapieansatz zu finden. Die Ursachenfindung ist elementar wichtig und sollte immer an erster Stelle stehen. Am einfachsten und schnellsten geht das Auffüllen mit den klassischen Eisenpräparaten. Ferrosanol und Floradix Kräuterblut sind da wohl die bekanntesten und am häufigsten verordneten Mittel. Leider werden sie oft nicht gut vertragen und verursachen Magenschmerzen, Darmkrämpfe und Verstopfung. Das ist zum einen sehr unangenehm, zum anderen stört es aber auch wieder die Darmflora, kann zu Gärung und Fäulnis und damit zu einer Darmdysbiose führen. Da aber gerade der Darm auch eine zentrale Rolle für die Schilddrüse hat, sollte die Darmflora intakt sein. Das bedeutet, dass weder Verstopfung, noch Durchfall akzeptabel sind. Ein Curryblattextrakt wäre sicher die bessere Wahl. Diese belasten Magen und Darm so gut wie gar nicht, sind gut verträglich und das enthaltene Eisen wird sehr gut aufgenommen.

Wo wir gerade beim Thema Darm sind – eine Fehlbesiedlung im Darm ist absolutes Gift für die Schilddrüse.

Wir haben viele verschiedene Bakterienstämme im Darm, die alle unterschiedliche Aufgaben haben. Rund 100 Billionen Bakterien, Viren, Pilze tummeln sich auf bis zu sieben Metern Länge. Gerät dieses fein abgestimmte und ausgeklügelte System aus dem Gleichgewicht, steigt das Risiko für Allergien und Autoimmunerkrankungen, für Bluthochdruck, Insulinresistenz und Diabetes. Gleichzeitig ist das Mikrobiom aber auch für die psychische Gesundheit sehr wichtig. Wuchern Bakterienstämme wie Oscillibacter spp und Alistipes spp zu hoch auf, fördern sie Schlafstörungen, stören die Gabaproduktion, vermindern Tryptophan, fördert Depressionen, begünstigen Schlafstörungen. Das Bakterium Enterococcus spp, ein Milchsäurebakterium, verwertet Kohlenhydrate und bildet daraus kurzkettige Fettsäuren, fördert Durchblutung der Darmschleimhäute, bildet Bacteriocine zur Abwehr von schädlichen Keimen. Ruminocuccus spp hält fit und gesund, produziert Butyrat und Propionat. Bei der Verdauung schwer verdaulicher Ballaststoffe, wird im Dickdarm Propionsäure gebildet. Die Aufgabe von Butyrat und Propionat ist es im Wesentlichen den Appetit und den Zuckerstoffwechsel zu regulieren sowie das Immunsystem zu modulieren. Viel propionatbildende Bakterien haben den Vorteil, dass es einem leichter fällt Gewicht abzunehmen, da es die Produktion von Sättigungshormonen anregt. Lebensmittel wie Chicorée, Spargel, Pastinaken, Artischocken, Emmentaler Käse sehr hilfreich für die Bildung von Propionat im Darm.

Ist die Ratio von Firmicutes/Bacteroidetes zu hoch, löst das unter Umständen ein Reizdarmsyndrom aus und kann auch

Übergewicht fördern. Sind Firmicutes erhöht, kann das Übergewicht fördern, es werden aus unverdauten Nahrungsbestandteilen Kohlenhydrate gewonnen und über die Darmschleimhaut aufgenommen. Das fördert zum Beispiel eine Insulinresistenz und infolgedessen einen Diabetes.

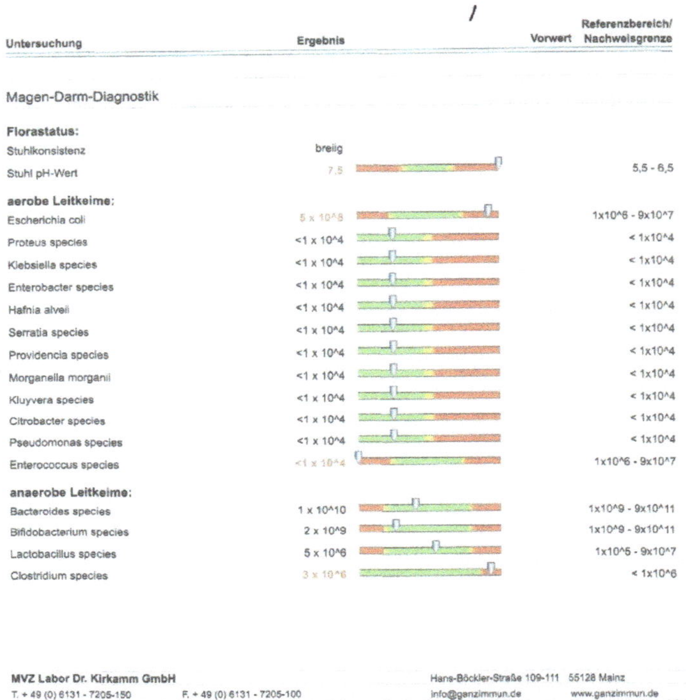

Untersuchung	Ergebnis	Vorwert	Referenzbereich/ Nachweisgrenze
Magen-Darm-Diagnostik			
Florastatus:			
Stuhlkonsistenz	breiig		
Stuhl pH-Wert	7,5		5,5 - 6,5
aerobe Leitkeime:			
Escherichia coli	5 x 10^8		1x10^6 - 9x10^7
Proteus species	<1 x 10^4		< 1x10^4
Klebsiella species	<1 x 10^4		< 1x10^4
Enterobacter species	<1 x 10^4		< 1x10^4
Hafnia alvei	<1 x 10^4		< 1x10^4
Serratia species	<1 x 10^4		< 1x10^4
Providencia species	<1 x 10^4		< 1x10^4
Morganella morganii	<1 x 10^4		< 1x10^4
Kluyvera species	<1 x 10^4		< 1x10^4
Citrobacter species	<1 x 10^4		< 1x10^4
Pseudomonas species	<1 x 10^4		< 1x10^4
Enterococcus species	<1 x 10^4		1x10^6 - 9x10^7
anaerobe Leitkeime:			
Bacteroides species	1 x 10^10		1x10^9 - 9x10^11
Bifidobacterium species	2 x 10^9		1x10^9 - 9x10^11
Lactobacillus species	5 x 10^6		1x10^5 - 9x10^7
Clostridium species	3 x 10^6		< 1x10^6

MVZ Labor Dr. Kirkamm GmbH
T. + 49 (0) 6131 - 7205-150 F. + 49 (0) 6131 - 7205-100
Hans-Böckler-Straße 109-111 55128 Mainz
info@ganzimmun.de www.ganzimmun.de

Bild: Stuhlanalyse

Clostridium difficile	negativ	negativ

Bei einem negativen Ergebnis kann eine mögliche Infektion mit Clostridium difficile nicht sicher ausgeschlossen werden. Dies kann durch die intermittierende Ausscheidung des Erregers verursacht sein. Bei entsprechendem klinischem Verdacht wird eine Kontrolluntersuchung und die Bestimmung des GDH-spezifischen Antigens und des Toxins A/B empfohlen.

Pilze (quantitativ):		
Candida albicans	<1 x 10^3	< 1x10^3
Candida species	<1 x 10^3	< 1x10^3
Geotrichum species	<1 x 10^3	< 1x10^3
Schimmelpilze	negativ	negativ
Nachweis Verdauungsrückstände:		
Fett i. Stuhl**	2,3 g/100g	< 3,5
Wassergehalt i. Stuhl**	80 g/100g	75 - 85
Eiweiss i. Stuhl**	1,0 g/100g	< 1,0
Stärke i. Stuhl**	[illegible] g/100g	9 - 13
Zuckergehalt i. Stuhl**	1,5 g/100g	< 2,5
Malabsorption/Entzündung:		
Alpha-1-Antitrypsin i. Stuhl	>112,5 mg/dl	< 27,5
Calprotectin i. Stuhl	212,[illegible] mg/kg	< 50
Maldigestion:		
Pankreaselastase i. Stuhl	>500,0 µg/g	> 200
Gallensäuren i. Stuhl	negativ	negativ
Schleimhautimmunität:		
Sekretorisches IgA i. Stuhl	[illegible] µg/ml	510 - 2040

Gesamtbeurteilung

Übersicht Stuhldiagnostik:

- Instabiles Darmmilieu
- Hinweis auf eine gestörte intestinale Permeabilität
- Hinweis entzündlicher Darm-Schleimhautveränderungen
- Hinweis auf entzündliche Darmerkrankung; Kontrolluntersuchung und ggf. weitere diagnostische Abklärung durch z.B. Koloskopie empfohlen.
- Hinweis auf Abwehrreaktion des intestinalen Mukosaimmunsystems

Magen-Darm-Diagnostik - Befundinterpretation

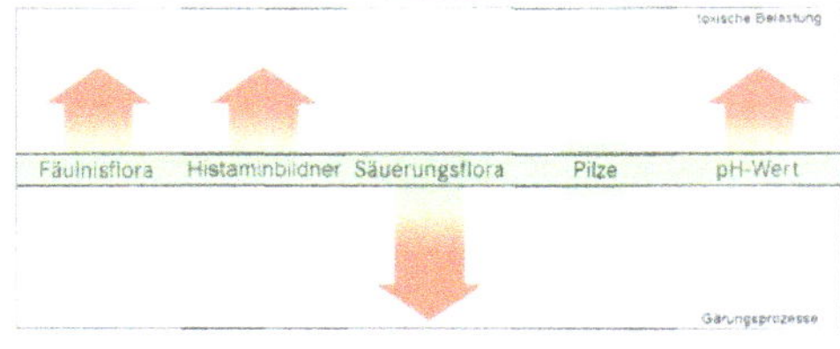

Flora-Index = 5

1 - 5: leichte Dysbiose
6 - 12: mittelgradige Dysbiose
> 12: ausgeprägte Dysbiose

2

Probeneingang am 23.08.2016 09:05
Ausgang am 26.08.2016

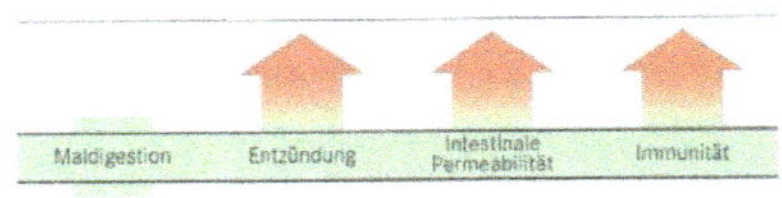

Biochemie-Index = 11

0: ohne
1 - 5: leicht
6 - 12: mittel
> 12: ausgeprägt

Je höher der biochemische Index, desto höher die Verschiebung in den pathogenen Bereich.

Florastatus

Die **erhöhten Keimzahlen von E. coli und Clostridien-Spezies** bei gleichzeitig **verminderter Säuerungsflora** führen hier zu einem **Anstieg des pH-Wertes**, was insgesamt als Ausdruck eines **Fäulnismilieus** interpretiert werden kann. Fäulnisbakterien verstoffwechseln vorwiegend Eiweiß und Fett, wobei toxisch wirkende, alkalisierende Metabolite entstehen, die längerfristig zu einer Schädigung der Darmschleimhaut führen können. Die im Darm anfallenden Stoffwechselprodukte werden von der Leber entgiftet, wodurch das Organ erheblich belastet werden kann (endogene Intoxikation). Die Ursachen für ein Aufwuchern von Fäulniskeimen sind vielfältig, aber in aller Regel durch eine erhöhtes Substratangebot (Fett, Eiweiß) und – wie hier vorliegend - eine unzureichende antagonistische Potenz der Säuerungsflora zu begründen. Auch wenn E. coli zur obligaten Dickdarmflora des Menschen gehört, sollten normale Keimzahlen angestrebt werden.

Aerobe Leitkeime

Als Aerobier werden Mikroben bezeichnet, die Sauerstoff verwerten können. Es handelt sich um die Flora der oberen Darmabschnitte (mit Ausnahme der aeroben Colibacterien, die im Dickdarm siedeln). Das Verhältnis Aerobier zu Anaerobier liegt bei ca. 1:10.000.

Enterobacteriaceae

In die Gruppe der Enterobacteriaceae gehören z.B. E. coli sowie die Vertreter der Gattungen Citrobacter, Enterobacter, Hafnia, Klebsiellen, Morganella, Proteus, Pseudomonas, Serratia und Yersinia. Da sie in der Umwelt weit verbreitet sind, sind sie durch die Aufnahme mit der Nahrung auch bei Darmgesunden im Stuhl nachweisbar. Einer übermäßigen Vermehrung sollte allerdings entgegengewirkt werden. Keimzahlen über 10^5 KBE/g Stuhl können auf eine gestörte Kolonisationsresistenz hinweisen. Enterobacteriaceae produzieren Endotoxine, Enterotoxine sowie Zytotoxine, die entzündliche Darmschleimhautreizungen hervorrufen können.
Ein **vermehrter Nachweis von Keimen aus der Gattung der Enterobacteriaceae** kann als Ausdruck einer gestörten Kolonisationsresistenz interpretiert werden und ist bei unzureichend gewaschener, rohkostreicher Ernährung insbesondere aus biologischem Anbau, Darmträgheit sowie unzureichender Kautätigkeit häufig nachweisbar. Auch eine unzureichende Aktivität des darmassoziierten Immunsystems kann die Ursache für aufgewucherte Enterobacteriaceae sein. Der Befund könnte somit mit einer unzureichenden Bildung von sIgA assoziert sein oder als Hinweis auf eine ungünstige Ernährung oder auf Verdauungsstörungen interpretiert werden.

In geringen Keimzahlen sind Bakterien der Gruppe Enterobacteriaceae als passagere Keime im Stuhl bei Darmgesunden nachweisbar.

Unsere Darmflora ist im Grunde wie ein gesunder Waldboden. Auf einem gesunden Waldboden wachsen viele verschiedene Kulturen, mit vielen unterschiedlichen Aufgaben, sie leben in Synergie miteinander. Hier und da wachsen mal Pilze, aber auch die gehören dazu.
Auch in unserem rund sieben Meter langem Darm wachsen viele verschiedene Kulturen, Bakterien, Viren und Pilze. Alle mit unterschiedlichen Aufgaben, aber einem gemeinsamen Ziel – die Gesunderhaltung des Menschen.
Meistens sind wir es selber, die unsere Darmflora durcheinanderbringen. Das ist im Wald genauso – auch da sind wir es, die Flora und Fauna zerstören und kaputt machen. Stress, Medikamente, ungesunde Ernährung, hektisches Essen sorgen für ein Ungleichgewicht in den Kulturen. Die einen müssen zu viel arbeiten, die anderen haben nichts zu tun. Wenn wir lange Zeit Raubbau an uns und unserem Körper betreiben, entsteht eine florale Wüste mit Löchern. Der Dreck, der eigentlich ausgeschieden werden sollte, dringt stattdessen in die Blutbahn und den Stoffwechsel ein und ruft pseudoallergische Reaktionen hervor, sorgt für immunologische Reaktionen. Fängt man an seine Darmflora zu pflegen, wieder sanft aufzubauen, können die Kulturen wieder wachsen und gedeihen. Wir pflügen und haken den Boden, sähen neue Saat aus, geben etwas Dünger dazu, so dass neues Leben entstehen kann. Das alles muss sehr langsam und vorsichtig geschehen, denn zu viel ist auch nicht gesund. Hier braucht es Geduld und Spucke. Ein neuer Baum wächst auch nicht in drei Tagen. Regelmäßige Pflege, Änderung der Ernährungsgewohnheiten, regelmäßiges gießen – das sind die Grundvoraussetzungen für die Regeneration und neues Leben.
Unser Darm besteht aus Bakterienstämmen, die, wenn wir uns falsch ernähren oder viel Stress haben, diverse Medikamente

einnehmen etc. zu hoch aufwuchern und Histamin produzieren können. Histamin ist ein Gewebshormon, welches, kommt es im Übermaß vor, für diverse Probleme sorgen kann. Probleme wie Nesselsucht, Schwellungen der Gelenke, Ödeme, Migräne, schmerzende Gelenke und Muskeln, laufende oder verstopfte Nase, juckende Augen, Blutdruckschwankungen, Durchfall, Übelkeit ... Neben den histaminbildenden Bakterien gibt es auch noch methanbildende Bakterien. Diese verursachen Blähungen und einen Blähbauch. Entwickelt sich im Darm eine Fäulnisflora, verdrängt diese die schützende Schicht aus Laktobazillen, Bifidobakterien, Bacteroides. Eine Fäulnisflora kann aus verschiedenen Gründen entstehen, wie zum Beispiel durch die Einnahme der Pille, Einnahme von Säureblockern (PPIs), hektisches, schnelles Essen, schlechte Kauleistung, Stress. Ja, auch Stress kann die Darmflora ganz schön ins Straucheln bringen. Langanhaltender Stress sorgt dafür, dass der Vagusnerv geschwächt ist und der Darm nicht mehr ausreichend durchblutet wird. Zudem kann sich durch anhaltenden Stress die Magensäureproduktion verändern, so dass weniger Magensäure produziert und ausgeschüttet wird. Magen und Darm bewegen den Speisebrei dann nicht mehr so durch, wie es erforderlich wäre. Die aufgenommene Nahrung verweilt wesentlich länger in Magen und Darm, beginnt zu gären, Histamin bildet sich vermehrt aus, Gase werden produziert, der Darm wird überbläht. Blähungen und Fäulnis haben den großen Nachteil, dass Nährstoffe nicht mehr ausreichend aufgenommen werden, der pH-Wert verändert sich weiterhin, die Darmschleimhäute überdehnen, werden durchlässig. Bedingt durch die Durchlässigkeit gehen noch mehr Nährstoffe verloren, Nahrungsbestandteile, die eigentlich ausgeschieden werden sollten, gelangen zurück in die Blutbahn und in den Stoffwechsel und fordern hier das Immunsystem stark heraus. Die

Durchlässigkeit der Darmschleimhäute wird auch als Leaky Gut bezeichnet – löchriger Darm. Natürlich ist der Darm nicht wirklich löchrig. Im Grunde ist die Darmschleimhaut nicht nur wie ein Waldboden, sondern auch wie eine gut gepflasterte Einfahrt. Die Pflastersteine liegen dicht an dicht, dazwischen eine Fuge. Durch die Fuge sickert das Regenwasser, Müll und Unrat hingegen wird einfach weggefegt. Fehlt in der Einfahrt hier und da mal ein Pflasterstein, kann der Müll nicht mehr einfach so weggefegt werden, sondern bleibt in den großen Fugen hängen. Dort verrottet der Müll und sickert ins Grundwasser durch. Übertragen auf den Darm bedeutet das, dass die Darmepithelzellen (Pflastersteine) dicht an dicht liegen, mit einer schmalen Fuge dazwischen. Über diese Fuge werden Nährstoffe in die Blutbahn durchgelassen, Flüssigkeit kann zugefügt werden oder auch abfließen. Überdehnt der Darm durch Blähungen, verbreitert sich die Fuge – so als würde in der Einfahrt hier und da mal ein Stein fehlen. Da ein Großteil unseres Immunsystems im Darm entsteht, läuft dieses auch direkt Amok, wenn etwas in die Blutbahn eindringt, was da definitiv nicht hingehört. All unsere Energie wird dann dem Immunsystem zuteil, damit es Abwehrleistung erbringen kann, denn nichts ist bedrohlicher als ein unbekannter Eindringling. Die Energie steht dann allerdings dem Gehirn nicht mehr vollständig zur Verfügung und so kann es passieren, dass man nach dem Essen sehr müde wird, vor allem eben dann, wenn der Darm durchlässig ist oder Lebensmittel gegessen werden, die man nicht verträgt – gegen die eine Unverträglichkeit besteht.

Der Darm ist für die Schilddrüsenfunktion unerlässlich. Ein Großteil der Umwandlung von T4 in T3 findet im Darm und der Leber statt. Ohne Magen sind wir zweifellos überlebensfähig, ohne Darm jedoch nicht. Nicht nur, weil die Schilddrüsenhormone hier konvertiert werden – nein, sondern auch, weil hier die Nährstoffe verwertbar gemacht und aufgenommen werden. Ohne Darm wären wir auf zahlreiche Nahrungsergänzungsmittel in Infusionsform angewiesen, Neurotransmitter könnten nicht gebildet werden. Trotz dem der Darm unverzichtbar für uns ist, behandeln wir ihn oft sehr sträflich und rücksichtslos. Dabei hat schon Hippokrates 300 vor Christus mitgeteilt, dass der Darm Sitz von Leben und Tod ist.

- Ohne Darm keine Aufnahme von Selen, Zink, B-Vitaminen.
- Ohne Darm keine Deiodase.
- Ohne Darm keine ausreichende Konversion von T4 in T3..
- Ohne Darm keine Bildung von Neurotransmittern wie Serotonin, Melatonin.

90% des Serotonins wird in den Darmschleimhäuten gebildet, die übrigen 10% werden im zentralen Nervensystem produziert. Hergestellt wird Serotonin aus der Aminosäure Tryptophan. Mit Hilfe von Enzymen und diversen Vitaminen wird dann aus Tryptophan die Serotoninvorstufe 5-HTP hergestellt. 5-HTP wird anschließend zu Serotonin umgewandelt. Dieser Prozess funktioniert nur dann, wenn ausreichend Vitamin B6 und Magnesium vorhanden ist. Im zirkadianen Verlauf des Tages wird dann aus Serotonin Melatonin hergestellt, um den Körper runterzufahren und bettschwer zu machen. Melatonin ist ein sehr wichtiges Hormon, welches dem Körper hilft Tag von Nacht zu unterscheiden. Bei Personen mit erhöhtem Cortisolspiegel, ist der Schlaf deutlich unentspannter und weniger regenerativ als mit einem normalen Cortisolspiegel. Melatonin und Cortisol nutzen die gleichen Rezeptoren. Tagsüber besetzt Cortisol die Rezeptoren, sobald es dunkel wird, sinkt das Cortisol, Melatonin steigt und belegt dann die Rezeptoren. Bleibt das Cortisol am Abend deutlich erhöht, kann Melatonin nicht so zum Tragen kommen, wie es eigentlich müsste, um uns in einen regenerativen Schlaf zu führen. Vor lauter Müdigkeit schläft man dann vielleicht ein, aber an Tiefschlaf ist nicht zu denken. Die Bildung von Melatonin ist aber nicht nur vom Tryptophan und Serotonin abhängig, sondern auch vom T3 der Schilddrüse, sowie von der Menge der Rezeptoren. Um Neurotransmitter aufnehmen zu können, benötigen wir ausreichend G-Protein gekoppelte Rezeptoren. Diese Rezeptoren sind abhängig vom T3. Liegt eine Schilddrüsenunterfunktion mit einem T3 Mangel vor, kann der Körper nicht genügend Rezeptoren herstellen, um Adrenalin, Noradrenalin, Serotonin, Melatonin, Dopamin aufnehmen zu können. Die Einnahme von Tryptophan oder auch von 5HTP bringt nichts, da es nicht aufgenommen werden kann.

Vermutlich hat jeder schon mal die Situation gehabt, dass es abends, vor dem Schlafen gehen, noch eine aufregende Situation gab und an Schlaf anschließend kaum zu denken war. Wenn wir, durch Aufregung oder auch durch Stress, den Cortisolspiegel in die Höhe treiben, kann Melatonin nicht an den Rezeptor finden, da diese noch belegt sind. Schlechter Schlaf ist in der Regel immer eine Garantie für einen anstrengenden und müden darauffolgenden Tag. Wir müssen uns mehr konzentrieren, manchmal ist die Muskelspannung auch wesentlich höher als sonst, anstrengende Dinge fallen uns schwerer als üblich. Und dass nur, weil wir schlecht geschlafen haben. Schlaf ist unfassbar wichtig für den Organismus. Im Schlaf erholt sich unser Gehirn von den vielen Eindrücken des Tages.

Mir persönlich ist der Schlaf schon fast heilig. Ich brauche meinen Schlaf und bin auch ziemlich empfindlich, was Störungen angeht. Gerüche können mich tatsächlich vom Schlaf abhalten beziehungsweise den Schlaf qualitativ schlecht werden lassen. Ich gehe abends eigentlich immer zur gleichen Zeit schlafen, stehe unter der Woche immer um die gleiche Zeit auf. Wenn ich schlecht geschlafen habe, ist der Tag wirklich sehr anstrengend für mich. Ich bin wirklich dankbar, dass unser Sohn schon immer ein Vielschläfer war und auch immer gut geschlafen hat. Er hat schon früh durchgeschlafen und wenn er mal ein Problem des Nachts hatte, ist er einfach zu uns ins Bett gekommen und hat sich an mich gekuschelt. Auch bei ihm habe ich immer darauf geachtet, dass er immer zur gleichen Zeit ins Bett kommt. Tatsächlich hat er auch noch sehr lange einen Mittagsschlaf gemacht. Noch heute ist er ein Kind, das viel und geregelten Schlaf braucht. Mittlerweile achtet er da aber selbst drauf.
Wer nachts schlecht schläft, sollte versuchen herauszufinden, woran das liegen könnte. Ist der Wecker zu hell, macht der Wecker leise Geräusche, die störend sein könnten? Ist die Bettdecke warm genug oder vielleicht auch einfach zu warm? Liegt der Kopf auf dem Kopfkissen gut, ist der Nacken entspannt? Schnarcht der Partner/die Partnerin? Schmerzt irgendetwas, so dass man schlecht liegen kann? Viele Kinder und auch viele Erwachsene schlafen mit Hörspiel oder auch mit Fernseher ein. Leider ist das alles andere als schlaffördernd. Das flackernde Licht wirkt sich sehr störend auf die Melatoninbildung aus und auch die permanente Beschallung durch das Hörspiel oder Geräusche aus dem Fernseher lassen das Gehirn nicht zur Ruhe kommen. Man schläft zwar dann irgendwann einfach ein, aber erholsam und regenerativ ist der Schlaf nicht. Schlafhygiene ist wichtig – ein gut temperiertes Schlafzimmer – nicht zu warm,

nicht zu kalt, gut gelüftet, ansprechendes Ambiente statt Rumpelkammer – all das kann sich schon positiv auf dem Schlaf auswirken. Ein weiterer Faktor ist das Essen. Wer spät noch viel isst und dazu noch falsch isst, läuft ebenfalls Gefahr deswegen schlecht zu schlafen. Welches Essen für einen das beste am Abend ist, muss jeder selbst ausprobieren. Bei einer hohen Zufuhr von Kohlenhydraten könnte es zum Problem werden, dass der Blutzucker nach dem Essen stark ansteigt und genauso stark und steil wieder abfällt. Das Abfallen des Blutzuckerspiegels sorgt dafür, dass die Nebennieren vermehrt Cortisol auf den Weg bringen. Das aber macht wach, lässt das Melatonin sinken. Morgens ist dann oft das Problem, dass man schlapp und müde ist, manchen ist schwindelig, der Kreislauf kommt nicht in die Gänge und man fühlt sich wie vom Pferd getreten.

Ein sehr fettiges und reichhaltiges Essen kann dem Einen gut tun, dem anderen aber eher zu schwer im Magen liegen, so dass er deswegen nicht in den Schlaf kommt. Da hilft wirklich nur ausprobieren und austesten. Eine leichte, eiweißhaltige Mahlzeit am Abend vertragen die meisten wirklich gut. Es hält den Blutzucker recht konstant, stresst die Nebennieren nicht und ist gut verdaulich.

Natürlich sollte auch der Magen gut arbeiten und ausreichend Magensäure produzieren. Denn nur wenn ausreichend Magensäure vorhanden ist, kann die Nahrung verdaut und aufgespalten werden. Nur wenn der Magen ausreichend Magensäure produziert und der pH-Wert entsprechend ist, schließt der Mageneingang und schützt so vor aufsteigender Magensäure und aufsteigenden Gasen. Diese Gase können sich wie Sodbrennen anfüllen und die Speiseröhre reizen, entstehen aber nicht aus einem Überschuss an Magensäure, sondern aus der Fäulnis heraus. Nahrung, die nicht verdaut wird, bleibt lange im Magen liegen und kann hier für Gärung und Fäulnisgase sorgen, welche säuerlich sind. Wie gesagt, nur wenn der pH-Wert im Magen stimmt, schließt sich der Mageneingang (Cardia). Es muss also nicht immer ein zu viel an Magensäure schuld sein, es kann auch ein Mangel an Magensäure vorhanden sein. Protonenpumpenhemmer, auch Magensäureblocker genannt, wären hier fehl am Platz. Sie helfen zwar, bei kurzfristigem Einsatz, die Schleimhäute zu regenerieren, hemmen aber dennoch die Verdauung. Verdaut der Magen nicht richtig entstehen nicht nur Gase, auch der Darm leidet da ziemlich drunter, denn er ist nicht dafür ausgelegt die Arbeit des Magens zu übernehmen. Nährstoffe gehen verloren, Entzündungen entstehen, die Darmbakterien kommen in ein Missverhältnis, die Darmschleimhäute werden durchlässig. Fehlen Nährstoffe und arbeitet der Darm nicht optimal, kann unter Umständen aus dem aus der Nahrung kommenden Tryptophan kein Serotonin gebildet werden – was bedeutet, dass auch kein Melatonin gebildet werden kann. Melatonin ist das Hormon, welches den Tag-Nacht-Rhythmus steuert, wird in der Zirbeldrüse des Gehirns gebildet und entsteht aus Serotonin. Melatonin und Cortisol sind Gegenspieler. Tagsüber wird Cortisol zirkadian ausgeschüttet, am Abend, wenn die Dämmerung beginnt, fährt das Cortisol runter und Melatonin steigt an.

Guter Schlaf ist also von vielen Faktoren abhängig – guter Lattenrost, gute Matratze, gutes Kissen oder auch gar kein Kissen, ausreichend Melatonin, Cortisol Reduzierung am Abend, das richtige Essen am Abend, eine gute Magen- und Darmfunktion und eine tiefe und bewusste Atmung. Atmung und Schlaf? Ja, richtig – Atmung und Schlaf hängen ebenfalls zusammen. Nur wer regelmäßig tief in den Bauch atmet, bewegt sein Zwerchfell. Durch das Zwerchfell hindurch gehen die Speiseröhre und der

Vagusnerv. Durch die tiefe Atmung bekommt der Vagusnerv regelmäßig Impulse, welche ihn stärken. Auch der Magen bekommt so regelmäßig Impulse sich bewegen zu müssen und nicht in eine Art Starre zu verfallen. Ein starrer Magen kann nicht verdauen. Ein geschwächter Vagusnerv kann falsche Impulse setzen wie zum Beispiel Herzrasen, Unruhe, Schwindel.

Qualitativ schlechter Schlaf kann unter anderem mit dafür verantwortlich sein, dass Übergewicht entsteht. Wer wenig schläft, verbraucht wesentlich mehr Cortisol. Cortisol, unser Aktivitäts- und Stresshormon, sorgt dafür, dass der Blutzucker stabil bleibt. Evolutionär wurde Cortisol in stressigen Momenten ausgeschüttet, damit schnell Energie zur Verfügung steht. Entweder um zu jagen oder um wegzurennen. Heute ist Stress nicht mehr für das ursprüngliche "fight or flight" System, sondern es geht heute viel mehr um Stress durch Entzündungen, Stress durch emotionale Belastungen. Zucker wird permanent freigesetzt, um in Energie umgebaut zu werden. Dummerweise laufen wir uns diesen Zucker dann aber nicht ab, sondern halten ihn noch weiter oben.

Wenig Schlaf ist ebenfalls Stress für den Körper, da er kaum zur Ruhe kommt und nur schlecht regenerieren kann. Entzündungen werden gefördert, guter Schlaf hingegen hemmt Entzündungen und die Glukose fördert die Melatoninbildung. Schlafmangel fördert die Bildung des Hungerhormons Ghrelin und die Entstehung einer Leptinresistenz.

Leptin ist ein Hormon, welches zu den Proteinen gehört, da es eine Eiweißstruktur besitzt und aus der Proteinsynthese entsteht. Leptin wird vorrangig im Fettgewebe des Bauchfetts gebildet und von dort ins Blut abgegeben. Über das Blut wird das Hormon dann zum Gehirn, zum Hypothalamus transportiert, um dort "satt" zu signalisieren. Eine ausreichende Menge an Leptin aktiviert den Stoffwechsel und auch die Organe, wie zum Beispiel Eierstöcke, Schilddrüse etc. Je mehr Fettzellen da sind, umso mehr Leptin wird ausgeschüttet. Je weniger Leptin, umso weniger Energie wird freigesetzt. So sollen die noch vorhandenen Ressourcen geschont werden. Im Kinderwunsch kann ein Leptinmangel hinderlich sein und negativen Einfluss auf die Funktion der Eierstöcke, die Follikelproduktion und die Schilddrüse nehmen. Neben dem Leptinmangel gibt es auch noch die Leptinresistenz. Diese entsteht durch übermäßige Nahrungsaufnahme – ständiges essen über den Sättigungspunkt hinaus. Die Rezeptoren ignorieren das ausgeschüttete Leptin. Das Sättigungsgefühl stellt sich nicht mehr ein. Das Wachstumshormon steuernde Hormon Ghrelin ist der Leptingegenspieler. Es wird in der Magenschleimhaut und der Bauchspeicheldrüse gebildet und freigesetzt und sagt uns, wann wie Hunger haben und essen sollten. Um Leptin im Zaum zu halten, braucht es also eine ausgewogene Menge an Fettzellen. Um Ghrelin im Zaum zu halten, brauchen wir eine funktionale Magenschleimhaut und Bauchspeicheldrüse. Schlafmangel, Bewegungsmangel kann den Ghrelinspiegel negativ beeinflussen. Ausreichend Schlaf und ausreichend Bewegung fördern den Leptinspiegel und die Rezeptorkapazität im Gehirn.

Folgende Lebensmittel fördern ebenfalls die Leptinbildung:
Lachs, Thunfisch, Rindfleisch, Brokkoli, Spinat, Hülsenfrüchte, Haferflocken, Vollkornprodukte, Mandeln, Himbeeren,

Grapefruit, Kurkuma, Sesamsamen, Grüntee, Süßkartoffel, Sellerie, Omega3 Fettsäuren.

Laut einer Studie der Stanford Universität, kann geregelter Schlaf die Leptinausschüttung um 15% verbessern. Wer zu wenig schläft, steigert die Ghrelinproduktion ebenfalls um knapp 15%. Wer regelmäßig zu wenig schläft, fördert die Leptinresistenz und auch die Insulinresistenz und damit die Entstehung von Übergewicht. Zudem wird die Schilddrüsenfunktion so empfindlich gestört. Durch das gesteigerte Leptin, wird vermehrt TRH (Thyreotropin-Releasing-Hormon) im Hypothalamus freigesetzt. TRH stimuliert seinerseits das TSH in der Hypophyse. Das erhöhte TSH wird normalerweise mit einer Schilddrüsenunterfunktion in Verbindung gebracht – in diesem Fall liegt es aber am erhöhten Leptin und, wenn jemand übergewichtig ist, auch daran. Der Einsatz von Schilddrüsenhormonen könnte hier ziemlich gefährlich werden. Wieder ein Grund mehr, sich nicht nur auf das TSH zu verlassen, sondern immer die Schilddrüsenhormone mitzumessen. Leptin und T3 sind miteinander verbunden, Leptin als Appetithemmer, T3 als Stoffwechselaktivator. Bei Patienten mit Magersucht kann diese Verbindung der beiden Hormone sich negativ auf eine Gewichtszunahme auswirken. Während der Magersucht ist der Körper auf eine Hungersnot eingerichtet. Fängt der Patient therapeutisch begleitet wieder an zu essen, steigt der Leptinspiegel und mit ihm steigt das T3. Leptin signalisiert "satt", T3 signalisiert "Stoffwechsel ankurbeln" – zwei Signale, die nicht zusammen passen bei Patienten mit Magersucht. Regelmäßige Messungen der beiden Werte sollten während der Therapie oberste Priorität haben.

Ich erwähnte einige Sätze zuvor bereits, dass Schlafmangel auch zu einer Insulinresistenz führen kann. Die Insulinresistenz wird nur allzu oft (fälschlicherweise) mit Übergewicht in

Verbindung gebracht. Aber auch sehr schlanke Menschen können eine Insulinresistenz entwickeln. Es ist nicht immer der Ernährungsfehler, der die Insulinresistenz auslöst. Auch Stress oder – wie bereits erwähnt – Schlafmangel können Auslöser sein, genauso wie chronische und auch stille Entzündungen, sogenannte Silent Inflammations. Bedingt durch die Entzündung wird permanent Cortisol ausgeschüttet. Der Körper ist darauf bedacht, die Entzündungen selbst zu bekämpfen und das macht er über das Cortisol. Cortisol wirkt sich antientzündlich aus und besänftigt das Immunsystem. Auch Entzündungen in der Schilddrüse können eine vermehrte Cortisolfreisetzung erwirken. Leider ist die Cortisolproduktion nicht unerschöpflich. Die Nebennieren kommen nach einer gewissen Zeit nicht mehr schnell genug mit der Produktion hinterher und erschöpfen regelrecht. Da Cortisol aber nicht nur antientzündlich wirkt, sondern auch für Energie und Aktivität steht, muss es im Falle einer Krise einen Plan B geben. Plan B setzt das bereits erwähnte Pregnenolon-Stealing in Kraft. Zudem wird recht regelmäßig Glukose ins Blut überführt, um das erforderliche Energieniveau halten zu können. Um den Zucker überhaupt transportieren zu können, muss die Bauchspeicheldrüse Insulin ausschütten. Nur dann kommt die Glukose auch in die Zelle hinein und kann zu Energie umgewandelt werden. Kommt das immer und ständig vor, dass Glukose und Insulin freigesetzt werden, ist die Zelle irgendwann mit der Flut an Insulin überfordert und hält sich verschlossen. Der Blutzuckerspiegel verhält sich zu Beginn noch vollkommen normal, da der Zucker durch das Insulin gebunden wird. Liegt aber ein Überangebot an Insulin vor, wird ein Signal an die Hirnanhangdrüse gesendet, dass kein Insulin mehr produziert werden soll, da noch reichlich davon im Blut vorzufinden ist. Das ist dann der Zeitpunkt, wo auch der Blutzuckerspiegel langsam aber sicher steigt.

Überschüssige Glukose wird aber auch in Triglyceride und anschließend in LDL-Cholesterin umgebaut, was wiederum Arteriosklerose, Bluthochdruck und Entzündungen fördert. Bedingt dadurch, dass die Zelle sich für das Insulin nicht mehr öffnet, verschließt sie sich automatisch auch gegenüber Nährstoffen und Hormonen. Die Zellorganellen, vor allem die Mitochondrien, verhungern quasi am gedeckten Tisch. Die Energieproduktion fährt automatisch runter, es stehen dann wesentlich weniger Mitochondrien zur Verfügung, als eigentlich benötigt würden. Mitochondrien sind die Zellorganellen, die für die Energieproduktion verantwortlich sind. Es sind kleine Kraftwerke innerhalb der Zellen. Sie benötigen Magnesium, B-Vitamine, Aminosäuren wie L-Carnitin, Selen, Zink, Vitamin D, Chrom. Liegt ein Mangel dieser Nährstoffe vor oder kommen diese Nährstoffe nicht mehr in die Zelle hinein, können die Zellorganellen nicht mehr ausreichend Energie produzieren. Das Resultat daraus ist, dass man sich kraftlos fühlt, schlapp, müde.
Bei einer Insulinresistenz kommt es oftmals auch zu einer vermehrten Ausschüttung von Aldosteron, einem Hormon der Nebennierenrinde, welches für den Wasserhaushalt im Körper verantwortlich ist. Kommt es zu einer vermehrten Ausschüttung von Aldosteron, wird vermehrt Wasser zurückgehalten, es kommt zu Ödemen und Bluthochdruck.
Auch das Hormon Adiponektin, welches in den Fettzellen produziert wird zwecks Regulation von Sättigung und Hungergefühl, kann die Wirkung von Insulin an den Fettzellen verstärken. Adiponektin unterdrückt normalerweise das Hungergefühl. Kommt es, bedingt durch Übergewicht, zu einem Mangel an Adiponektin, wirkt sich dies negativ auf die Insulinsensitivität aus. Ein Adiponektinmangel fördert Entzündungen und die Entstehung einer Leptinresistenz.

Übergewicht nimmt nicht nur Einfluss auf das Adiponektin, sondern auch auf das Prolaktin. Allerdings geht es nicht, wie das Adiponektin, in den Mangel, sondern erhöht sich. Prolaktin ist das Still- und Kuschelhormon und wird in der Hypophyse, der Hirnanhangdrüse, gebildet. Körperlicher und psychischer Stress kann das Prolaktin genauso erhöhen, wie die Stimulierung der Brustwarzen, Geschlechtsverkehr, Vollnarkosen, proteinreiche Ernährung oder auch ein akuter Myokardinfarkt. Ein erhöhtes Prolaktin kann verantwortlich sein für Libidoverlust, Erektionsstörungen, Zyklusstörungen (in erster Linie Ausbleiben der Menstruation) und auch übermäßiger Haarwuchs (Hirsutismus). Normalerweise hemmt Dopamin die übermäßige Freisetzung von Prolaktin durch Nutzung derselben Rezeptoren. Belegt zu viel Prolaktin die Rezeptoren, kann Dopamin nicht mehr ausreichend aktiv sein. Erhöhtes Prolaktin hemmt die Aromatase, blockiert die Follikelproduktion in den Eierstöcken, so dass es zum Absinken des Östrogenspiegels kommen kann. Hemmt oder blockiert Prolaktin die Follikelentstehung, kommt es auch, bedingt durch den fehlenden Eisprung, zu einem Abfall des Progesteronspiegels. Bei Männern kommt es, durch Enzymhemmung, zu einem Absinken des Testosteronspiegels und verhindert die Spermienproduktion. Ein Prolaktinüberschuss kann eine Schilddrüsenunterfunktion verursachen, da die Regelkreisläufe des hormonellen Systems nicht mehr ordentlich ablaufen. Aber auch eine Schilddrüsenunterfunktion kann eine vermehrte Bildung des Prolaktin verursachen. Liegt ein Mangel an Schilddrüsenhormonen vor, wird TRH (Thyreotropin-Releasing Hormon) ausgeschüttet, um das TSH (Thyreoidea-stimulierendes Hormon) anzuregen und zu erhöhen. TRH regt allerdings nicht nur das TSH, sondern auch das Prolaktin an. Solange die Schilddrüsenhormone nicht

steigen, wird mehr und mehr TRH produziert und damit auch mehr und mehr Prolaktin.
Wie wichtig die einwandfreie Funktion der hormonellen Regelkreisläufe ist, zeigt sich immer wieder. Ein durch Prolaktin supprimiertes FSH (follikelstimulierendes Hormon – fördert die Follikelreife) und LH (luteinisierendes Hormon – fördert den Eisprung) fördert den Progesteronmangel und die Östrogendominanz. Schon ein oder zwei Eisprünge im Jahr weniger, können das hormonelle Gleichgewicht ebenfalls stören und zu einem Progesteronmangel und einer Östrogendominanz führen. Stress erhöht den Verbrauch an Progesteron und führt über diesen Weg zu einer Östrogendominanz.
Östrogendominanz ist nicht immer gleichbedeutend mit einem zu viel an Östrogen. Es bedeutet viel mehr, dass es im Verhältnis zum Progesteron dominanter ist. Die beiden passen nicht mehr zusammen.
Eine Östrogendominanz hat den Nachteil, dass es die Mastzelle zur vermehrten Ausschüttung von Histamin anregt. Histamin regt gleichzeitig die Eierstöcke an, welche dann vermehrt Östrogen produzieren. Progesteron übernimmt hier normalerweise den ausgleichenden Part und wirkt sowohl einer Östrogendominanz entgegen als auch einem Histaminüberschuss. Das ist auch der Grund, warum es vielen Frauen in der Schwangerschaft wesentlich besser geht. Zum einen ist die Schilddrüse in der Schwangerschaft wesentlich sensibler gegenüber den Hormonen, zum anderen wird viel DAO (Diaminoxidase Enzym) gebildet, welches den Histaminabbau unterstützt. Ein zu viel an Histamin kann in der Frühschwangerschaft dafür sorgen, dass die Gebärmutter zu viel Aktivität hat und das Ungeborene abstößt. Histamin kann also für die Neigung zu Fehlgeburten verantwortlich sein. Liegt ein hoher Progesteronspiegel vor, beruhigt dies die Gebärmutter,

so dass die Einnistung in Ruhe und ohne Störung von Östrogen und Histamin stattfinden kann.
Es gibt vieles, was den Hormonhaushalt stören und durcheinanderbringen kann – Einnahme der Pille, Stress, übermäßiger Sport, chronische Entzündungen – im Grunde alles das, was auch der Schilddrüsenfunktion schadet. Im Grunde bedienen sich hormonelle Dysbalancen und eine Funktionsstörung der Schilddrüse gegenseitig und oft ist es schwierig herauszufinden, was Henne und was Ei ist – wer also zuerst ein Problem hatte. Chronische Entzündungen, Schlafmangel, Nahrungsmittelunverträglichkeiten, Blutzuckerschwankungen sind für den Körper so, als würde man mit dem Auto bei jedem Stopp und an jeder Ampel den Fuß auf dem Gaspedal halten.
Dieses Vorgehen sorgt natürlich dafür, dass eine Tankfüllung nicht so lange vorhält, als würde man bei jedem Stopp den Fuß vom Gas nehmen und dem Motor eine kleine Pause gönnen.
Schlafmangel, chronische Entzündungen etc. ist permanentes Gas geben, ohne Pausen. Es verpulvert wertvolle Nährstoffe sowie Cortisol und Progesteron. Es kann die Entstehung von hormonellen Dysbalancen, Nährstoffmängeln und einer Insulinresistenz fördern. Ein Fuß, der permanent auf dem Gaspedal steht, verbraucht nicht nur übermäßig viel Benzin, sondern erhöht sich den Verschleiß. Nährstoffmängel, eine hormonelle Dysbalance, eine Insulinresistenz fördert auch beim Menschen den Verschleiß, verstärkt die Entstehung von Schmerzen, Bluthochdruck, erhöhtem Cholesterin, Müdigkeit, Erschöpfung, Übergewicht.
Auch eine Schwangerschaft kann die hormonelle Situation grundlegend verändern. Vor allem aber die Zeit nach der Schwangerschaft. Die Hormone fallen nach der Entbindung schlagartig ab, der Schlaf-Wach-Rhythmus ist gestört, Prolaktin

kommt, bedingt durch das Stillen, hinzu. Dieser Zeitpunkt ist oft der, der für die Schilddrüse problematisch ist. In der Nacht wird Cortisol ausgeschüttet, durch die Wachphasen zum Stillen und Wickeln. Melatonin kommt dann nicht mehr so richtig zum Zuge. Prolaktin bremst FSH und LH und damit die Bildung von Follikeln zwecks Progesteronfreisetzung. Die so entstehende Östrogendominanz kann die ein oder andere Frau aus der Bahn werfen und der Schilddrüse schwer zusetzen.

Reicht die Menge an T3 aus der Schilddrüse den Eierstöcken nicht, können diese über eine eigene Deiodinase aus T4 T3 herstellen. Die Eierstöcke (Ovarien) steigern bei einer Schilddrüsenunterfunktion die Östrogenproduktion, um die Schilddrüse damit anzuregen. Allerdings fördert dieser Prozess unter Umständen eine Östrogendominanz, was wiederum SHBG (steroidhormonbindendes Globulin) und Thyreoglobulin erhöhen kann. Bei erhöhtem SHBG und Thyreoglobulin werden zu viele Schilddrüsenhormone gebunden und sind inaktiv.
Progesteron verbessert die Bindungsfähigkeit der Schilddrüsenhormone und verbessert die Thyreoperoxidaseenzymaktivität, wirkt antientzündlich und kann helfen die Antikörper der Schilddrüse zu senken. Ein Progesteronmangel hingegen drosselt die TPO-Aktivität und die Schilddrüsenfunktion, so dass es zu einem T4-Mangel kommen kann. Normalerweise steht nach dem Eisprung viel Progesteron zu Verfügung, was dann die TPO-Aktivität und die T4-Produktion erhöht. Dieser Mechanismus kann bei Frauen mit einer Schilddrüsenunterfunktion und einem niedrigen T4-Spiegel zu Herzrasen und Unruhe führen. Ist die Schilddrüse unterfunktional, kann Progesteron nicht ausreichend wirken, da die Empfindlichkeit der Zellen gegenüber Progesteron herabgesetzt ist. Die Gabe von Progesteron kann aus diesem

Grund zu Nebenwirkungen führen, obwohl Progesteron theoretisch dringend benötigt würde.
Die Schilddrüse wirkt mit der T3-Bildung auf die Hormone ein. Durch das T3 werden die Eierstöcke angeregt. Je weniger T3, umso inaktiver die Eierstöcke. Je inaktiver die Eierstöcke, umso schlechter funktioniert die Follikelproduktion und der Eisprung. Hieraus resultiert dann langfristig ein Progesteronmangel und eine Östrogendominanz. Gerade im Kinderwunsch ist es also elementar wichtig, dass die Schilddrüse einwandfrei funktioniert. Dass ausreichend T4 produziert wird, um daraus T3 herzustellen, was dann die Organfunktionen anregt. Eine Schilddrüsenunterfunktion kann eine hormonelle Dysbalance auslösen – eine hormonelle Dysbalance kann die Schilddrüse in die Unterfunktion treiben. Ein Teufelskreis, denn wenn der TSH-Wert steigt, um die Schilddrüse anzuregen, kann sich dies auch auf das Prolaktin auswirken. Das dadurch erhöhte Prolaktin supprimiert die Bildung von FSH und LH und fördert die hormonelle Dysbalance – den Progesteronmangel und die Östrogendominanz. Eine Östrogendominanz fördert, wie schon beschrieben, die Histaminausschüttung, fördert Entzündungen. Mögliche Symptome einer Östrogendominanz sind unter anderem Brustspannen, verstärkte Regelblutung, Wassereinlagerungen, Haarausfall, Schlafstörungen, Gewichtszunahme, Hitzewallungen, unreine Haut.
Ob ein Progesteronmangel, eine Östrogendominanz, ein Mangel an freiem Testosteron vorliegt, lässt sich über das Blut oder auch über den Speichel testen. Über das Blut sollte zwischen dem fünften und siebten Zyklustag getestet werden und dann am besten mit den Werten LH, FSH, SHBG, Estradiol, Progesteron, freies Testosteron, DHEA-s. Über den Speichel sollten die Werte zwischen dem zwanzigsten und zweiundzwanzigsten Zyklustag

gemessen werden. Hierzu werden fünf Speichelröhrchen im Abstand von dreißig Minuten mit Speichel befüllt, beginnend nach dem Aufwachen. Gemessen werden sollten hier Progesteron, Estradiol, Testosteron, DHEA, Estriol und gegebenenfalls Cortisol. Die Kosten für diese Messungen belaufen sich auf rund 100,00 € für die Blutuntersuchung, ca. 150,00 € im Speichel (wenn Cortisol mitgemessen wird).
Es gehört also wesentlich mehr dazu, als nur der Einsatz von L-Thyroxin, um die Schilddrüsenfunktion zu verbessern. Genau das ist auch der Grund, warum sich viele mit der einfachen Gabe von Schilddrüsenmedikamenten nicht besser fühlen, sondern eher schlechter. Es wurde nicht an der Ursache angesetzt, sondern nur am Symptom des Mangels an Schilddrüsenhormonen.
Auch die Wechseljahre spielen eine große Rolle in Bezug auf die Schilddüse und ihre Funktion. Wofür FSH und LH da sind, habe ich ja bereits erklärt. Im normalen Zyklus stimulieren FSH und LH die Eierstöcke, um Follikel zu produzieren und einen Eisprung auszulösen. Normalerweise wird dann, über den Eisprung und die Menge an Östrogen, dem Hypothalamus das Signal gegeben, dass der Eisprung stattgefunden hat und die Eierstöcke nicht mehr stimuliert werden müssen. Das FSH sinkt wieder ab. Findet kein Eisprung statt, fehlt das Signal an den Hypothalamus und es wird weiterhin FSH produziert und ausgeschüttet. Das hat zur Folge, dass das Östrogen immer weiter steigt und zu diversen Symptomen führt, wie Wassereinlagerungen, Migräne, Stimmungsschwankungen. Die hohe Menge an Östrogen kann eine Insulinresistenz und eine Schilddrüsenunterfunktion begünstigen.

Ein hormonelles Ungleichgewicht und auch eine Schilddrüsenfehlfunktion kann auch durch eine Stoffwechselstörung ausgelöst sein. Die Hämopyrrollaktamurie/Kryptopyrrolurie (kurz HPU/KPU) ist eine Stoffwechselstörung, bei der, kurz gesagt, Zink und Vitamin B6, sowie Mangan quasi versehentlich mit ausgeschieden werden, da sie das toxische Stoffwechselendprodukt unschädlich machen. Es ist eine Störung der Hämbildung. Häm ist ein eisenhaltiges Porphyrin und Bestandteil von Hämoglobin, Myoglobin und Cytochrome. Im normal funktionierenden Stoffwechsel entstehen kleinere Mengen an Pyrrolen, welche an Gallensäure gebunden, über den Stuhl ausgeschieden werden. Kommt es zu einer Störung im Stoffwechsel, kann die Menge an Pyrrolen nicht mehr an Gallensäure gebunden und über den Stuhl ausgeschieden werden. Sie werden nun stattdessen über die Nieren ausgeschieden und um sie unschädlich zu machen, werden sie vor allem an Zink und Vitamin B6 gebunden. Dieser Umstand führt zu einem Mangel an Vitamin B6 und Zink, was wiederum zu weiteren Problemen führen kann, denn Vitamin B6 ist maßgeblich mit an der Blutbildung beteiligt, an der Zellregeneration und am Zellaufbau, an der Synthese von Hormonen, wie zum Beispiel dem Progesteron. Zink ist wichtig für über 300 Stoffwechselprozesse, für die Cortisolproduktion, für die Spermienproduktion, das Testosteron, das Immunsystem. Es sind zwei unverzichtbare Nährstoffe, ohne die der Körper wirklich in Not gerät, was sich an diversen Symptomen bemerkbar macht. Symptome wie Nahrungsmittelunverträglichkeiten, Schilddrüsenfunktionsstörungen, Blutbildungsstörung, Eisenmangel, Infektanfälligkeit, Unruhe, ADHS-ähnliche Symptome, Instabilität der Halswirbelsäule, chronische Erschöpfung, Progesteronmangel, Zyklusstörungen, Störung der mitochondrialen ATP-Bildung (Adenosintriphosphat-Bildung), verminderte Muskelkraft, Entgiftungsstörungen, Störungen des Glukosehaushalts, Konzentrationsstörungen, Entstehung von Autoimmunerkrankungen,

Neurodermitis, Asthma, Haarausfall. Die HPU kann angeboren sein, kann aber auch erworben sein. Oft bleibt sie über viele Jahre unentdeckt. Bedingt durch den Zinkmangel, kann es zu einem Kupferüberschuss kommen, was ebenfalls nicht ohne Symptome bleibt.

Naturheilpraxis
Alexandra Nau
Heilpraktikerin
Hauptstr. 68
42555 Velbert

Laborärztlicher Befundbericht Endbefund, Seite 1 von 2

DAkkS Deutsche Akkreditierungsstelle D-ML-13151-01-00

Benötigtes Untersuchungsmaterial: Hämopyrrol-Röhrchen

Untersuchung	Ergebnis	Einheit	Vorwert	Referenzbereich/ Nachweisgrenze
Klinische Chemie				
Kreatinin i. Urin (Hämopyrrol)	1,59	g/l	1,33	0,36 - 2,37
Mikronährstoffe				
Hämopyrrol**	14,71	mg/g Kreatinin	9,64	< 6,00

Hinweis:
Die Bestimmung der Kreatinin-Konzentration im Urin dient hier lediglich als Mass der individuellen Konzentrationsleistung der Niere. Hohe Werte weisen auf eine Harnkonzentrierung hin, niedrige Werte auf eine starke Verdünnung. Erst die Berücksichtigung dieser Gegebenheiten ermöglicht die korrekte Beurteilung des angeforderten Analyts.

< 6,0 mg/g Kreatinin: normal
6,0 - 10,0 mg/g Kreatinin: leicht erhöht
10,0 - 14,0 mg/g Kreatinin: erhöht
> 14,0 mg/g Kreatinin: stark erhöht

Bitte beachten Sie: Wir haben unsere Bestimmungsmethode optimiert und die Hämopyrrolkonzentration auf Kreatinin normiert.

Mikronährstoffdiagnostik - Befundinterpretation

Auslöser für die HPU können sein:

- Geburtstrauma
- Atlasblockaden

- Schwermetallbelastungen
- Medikamenteneinnahme (Psychopharmaka, Antibiotika)
- Schleudertraumata
- Psychische Traumata

Der Hämopyrrolwert kann über den Morgenurin bestimmt werden und kostet in etwa 30,00 €. Auch eine Messung über den 24 Stundenurin ist möglich und macht bei manchen Patienten mehr Sinn als die Messung über den Morgenurin.

Da Vitamin B6 und Zink auch zur Bildung des DAO (Diaminoxidaseenzym) benötigt wird, kann es auch zu einer vermehrten Freisetzung bzw. zu einem gestörten Abbau an Histamin kommen. Histamin ist, wie wir nun wissen, entzündungsfördernd, regt die Östrogenproduktion an, stört die Schilddrüsenfunktion, irritiert die Darmschleimhäute, kann sogenannte Pseudoallergien auslösen, da es die Darmschleimhäute durchlässig macht. Da Histamin zu Gewebeschwellungen führen kann, kann es auch zu Asthma kommen, zur vermehrten Schleimbildung, zu Sodbrennen und Schlafstörungen, Migräne, Juckreiz/Nesselsucht, schmerzhaften Regelblutungen und zu vermeintlichen Nahrungsmittelunverträglichkeiten. Ich schreibe bewusst „vermeintliche" Nahrungsmittelunverträglichkeiten, da diese Unverträglichkeiten ausgelöst werden durch die erhöhte Durchlässigkeit der Darmschleimhäute und dem Histaminüberschuss.
Es gibt allerdings auch Nahrungsmittelunverträglichkeiten, die nicht durch Histamin oder einen durchlässigen Darm ausgelöst werden. Meistens merken wir gar nicht, dass wir gegen irgendein Lebensmittel unverträglich sind, vor allem dann nicht, wenn man nicht unmittelbar reagiert, mit Nesselsucht, Atemnot, Schleim-

hautschwellungen, Durchfall, Bauchkrämpfen oder ähnlichem. Unverträglichkeiten können auch so ablaufen, dass man diffuse Beschwerden hat – Muskel- und Gelenkschmerzen, Migräne, Müdigkeit, schlechter Schlaf, Unruhe, Konzentrationsstörungen … Wie heißt es so schön – steter Tropfen höhlt den Stein – isst man täglich die Lebensmittel, die prinzipiell nicht gut verträglich sind, dann kann das einen gewissen Reiz aufrecht halten und täglich verstärken. Einen Unterschied merkt man dann meist erst, wenn man das Lebensmittel mal für einige Wochen aus dem Speiseplan verbannt. Kleine, tägliche Dosen stressen konstant, machen aber nicht so gravierende Beschwerden, dass man unmittelbar nach dem Essen eine Reaktion zeigt. Die Reaktion, die Symptome sind immer da, unabhängig davon, ob man gerade gegessen hat. Erst wenn die Menge des unverträglichen Lebensmittels sehr hoch ist, kommen mehr Symptome zum Tragen. Oft aber trotzdem noch so diffus, dass man gar nicht genau sagen kann, was genau der Stressor ist. Ein konstanter, täglicher Reiz ist wie ein leichter Sonnenbrand, man spürt es, aber ist nicht so schlimm. Je länger ich aber in der Sonne bleibe, umso stärker wird der Reiz und der Sonnenbrand kann echt schlimm werden. Was manchmal ganz hilfreich sein kann, ist die Kontrolle des Blutzuckerspiegels oder auch die Kontrolle des Puls, sowie der Temperatur vor und nach dem Essen. Liegt eine Unverträglichkeit vor, kann es dazu führen, dass der Blutzuckerspiegel ansteigt, dass sich der Puls erhöht und die Temperatur sinkt. Auch ein Lymphozyten-Transformations-Test (kurz LTT) kann Aufschluss darüber geben, ob Unverträglichkeiten vorhanden sind. Dieser LTT-Test ist allerdings recht teuer und testet nicht alle Lebensmittel. Informationen dazu kann man auch der Internetseite des IMD Labor Berlin entnehmen.

Durch Unverträglichkeiten ist das Immunsystem sehr auf die Abwehrleistung fokussiert und verbraucht recht viel Energie dafür. Belasten wir den Organismus täglich mehrfach mit Lebensmitteln, die eigentlich nicht vertragen werden, ist das eine massive Stresssituation für den Körper. Stress, Sie haben es sicher noch auf dem Schirm, verbraucht Nährstoffe, treibt die Cortisolproduktion in die Höhe, kann langfristig zu einem Mangel an Progesteron und Pregnenolon führen und eine Östrogendominanz fördern. Sorgt der Reiz zudem für Entzündungen im Darm, wird dieser zunehmend durchlässig, die florale Besiedlung wird gestört, Histamin wird freigesetzt. Durch die so entstandene Darmdysbiose wird die Umwandlung von T4 in T3 gestört, Nährstoffe können nicht mehr ausreichend aufgenommen werden, es kann zum Eisenmangel kommen – all das sind Faktoren, die die Schilddrüsenfunktion beeinträchtigen. Ein durchlässiger Darm filtert nicht mehr ausreichend, so dass Nahrungsbestandteile, die eigentlich der Ausscheidung zugeführt werden sollten, wieder zurück in die Blutbahn gelangen und von der Leber entgiftet werden müssen. Das belastet die Leber und strapaziert sie, so dass auch sie nicht mehr ausreichend all ihren anderen Aufgaben nachkommen kann, wie zum Beispiel die Konversion von T4 in T3. Für die meisten ist die Leber erst dann Behandlungsbedürftig, wenn die Leberwerte erhöht sind. Wenn ich in der Praxis davon spreche, dass wir auch mal was für die Leber machen sollten, dann ist die erste Antwort oft: „Aber meine Leberwerte waren völlig in Ordnung und Alkohol trinke ich nur sehr selten." Leber und Alkohol – davon solltet ihr euch frei machen, denn die Leber macht so viel mehr als nur den Alkohol zu entgiften. Sämtliches Blut im Körper durchläuft einmal die Leber, bevor es zum Herzen gelangt. Das Blut wird einmal komplett gefiltert. Allein das ist schon eine sehr große und anstrengende Aufgabe. Die Leber entgiftet

nicht nur Alkohol, sondern auch Umwelttoxine und Hormone, wie zum Beispiel die Östrogene. Sie stellt Eiweißtransporter zur Verfügung, damit Hormone von A nach B kommen, sie speichert Eisen für uns, hält unser Blut flüssig und unterstützt den Darm bei der Umwandlung der Schilddrüsenhormone. Die Leber speichert Kohlenhydrate, Fett und Eiweiß, um es bei Bedarf freizusetzen, damit daraus Energie freigesetzt werden kann. Bei einem ständigen Überangebot an Zucker, Kohlenhydraten etc. kann die Leber verfetten. Je mehr sie verfettet, umso kompakter wird sie. Kompaktes Gewebe ist nicht mehr durchgängig genug, so dass die Pfortader gequetscht wird und das Blut nicht mehr flüssig und leichtgängig genug die Leber durchlaufen kann. Das sind alles wahnsinnig wichtige Aufgaben und damit diese weiterhin täglich erfüllt werden können, sollte die Leber gehegt und gepflegt werden! Die Leber steht auf Wärme und mag es zum Beispiel, wenn man sie mal mit einer Wärmflasche oder einem Körnerkissen oder sogar einem Leberwickel beglückt. Sie mag jegliche Art von Bitterstoffen und Mariendistel mag sie besonders gerne. Gönnt eurer Leber mal eine Pause – wenn die Leberwerte erhöht sind, ist die Leber im Begriff kaputt zu gehen. Die Leberwerte zeigen an, dass die Leberzellen geschädigt sind. Damit ist nicht zu spaßen! Gönnen Sie der Leber eine Pause, legen Sie einen Fastentag pro Woche ein, reduzieren Sie leere Kohlenhydrate und Zucker, sorgen Sie für weniger Stress und nehmen regelmäßig Bitterstoffe ein.
Müdigkeit ist übrigens der Schmerz der Leber!

Alkohol stört nicht nur die Leberfunktion beziehungsweise strapaziert die Leber, so dass sie andere Aufgaben erst einmal vernachlässigt – Alkohol macht auch den Darm sehr durchlässig, kann die Bauchspeicheldrüsenfunktion beeinträchtigen und den

Blutzuckerspiegel sowie das Histamin/die Mastzelle triggern. Das tägliche Glas Wein zum Essen oder das abendliche Bier zum Entspannen sind Störfaktoren, die eben auch, über Umwege, die Schilddrüse beeinträchtigen können. Es wäre also nur sinnvoll, auf Alkohol zu verzichten, vor allem dann, wenn Probleme mit dem Darm, der Leber, der Schilddrüse bestehen. Durchlässiges Gewebe stresst das Immunsystem, stresst den gesamten Organismus, fördert Entzündungen.

Neben Alkohol ist auch Nikotin etwas, was vermieden werden sollte. Einer Untersuchung nach, fördert Tabakkonsum Schilddrüsenerkrankungen und auch Autoimmunerkrankungen. Auch der Jod- und Selenverbrauch ist, einer Studie nach, bei Rauchern deutlich erhöht. Jod und Selen sind wichtig für die Deiodinasefunktion, für die Herstellung von Schilddrüsenhormonen und zur Reduktion von Entzündlichkeiten in der Schilddrüse. Auch der CRP-Wert ist bei vielen Rauchern deutlich erhöht, was für den Körper chronischen Stress bedeutet. Viele Menschen haben über Jahre hinweg einen erhöhten CRP-Wert, dem allerdings keinerlei Beachtung geschenkt wird. Ein CRP-Wert, der unter 5mg/l liegt, gilt als normal, selbst wenn er innerhalb der Norm erhöht ist. Der CRP steigt bei bakteriellen Infektionen, aber auch nach Operationen, Gewebetraumen, Arthritis und bei Übergewicht, da das Bauchfett als entzündungsfördernd gilt. Das C-reaktive Protein wirkt toxisch auf die Zelle und regt die Bildung von proinflammatorischen Zytokinen an wie zum Beispiel TNF-alpha, Interleukin 1, Interleukin 6. Diese proinflammatorischen Zytokine werden aber auch durch Rauchen, Übergewicht, Bluthochdruck, Diabetes Typ II angeregt. CRP wird in der Leber gebildet, die Plasmahalbwertzeit liegt bei 19 Stunden.

CRP tötet die Progenitorzellen ab, welche normalerweise das geschädigte Endothel der Gefäßinnenwände reparieren.

Progenitorzellen sind Vorläuferzellen, stammen aus dem Knochenmark und können Endothelzellen ausbilden, um damit die Innenwände der Blutgefäße zu reparieren und auszukleiden. Eine chronische Erhöhung des C-reaktiven Proteins schädigt die Gefäße und führt so zu einem erhöhten Risiko für Schlaganfälle und Herzinfarkte.

Hier noch einmal in Kurzfassung, wie schädlich Entzündungen für den Körper sind:

- Entzündungen stören die Insulinwirkung
- Angiotensinogen und sein Spaltprodukt Angiotensin II sind an Entzündungen beteiligt
- Angiotensin II zieht Gefäße zusammen, verengen diese und erhöht so den Blutdruck
- Angiotensin II steuert Zona Glomerulosa (Nebennierenrinde) welche für Aldosteronbildung zuständig ist
- Aldosteron = Steroidhormon – verantwortlich für Rückresorption von Wasser und Natrium – steigert so den Blutdruck und Blutvolumen
- Durch Natriummangel vermehrte Bildung von Angiotensin II
- Hypertonie schädigt Gefäße und stresst das Herz
- Angiotensin II regt die Bildung von entzündungsfördernden Zytokinen an
- Teufelskreis!

In der Praxis höre ich all zu oft: „Mein CRP-Wert ist schon seit Jahren viel zu hoch. Mein Arzt sagt, dass ist nicht schlimm." Fatal, fatal! Welche Auswirkungen eine chronische Entzündung haben kann, sollte nun wohl klar sein. Auch CRP-Werte, die innerhalb der Norm erhöht sind, sind eine Gefahr. Denn auch hier läuft ein unterschwelliger Prozess ab, der einen Störfaktor darstellt.

Jetzt sind hier eine Menge Ursachen als Auslöser für Schilddrüsenfehlfunktionen aufgelistet worden. Auffallend ist, dass viele Ursachen ineinander übergehen und dass viele Ursachen die gleichen Symptome mitbringen. In den meisten Fällen lässt sich auch gar nicht genau eruieren, was zuerst da war, was die Schilddrüse zuerst ins Straucheln gebracht hat. Viel wichtiger ist, dass irgendwo angesetzt wird und nicht nur symptomatisch gearbeitet wird. Die Gabe von L-Thyroxin (oder einem ähnlichen Schilddrüsenhormon) ist in den meisten Fällen nicht von Erfolg gekrönt und verschlimmert die Situation nur unnötig. Ein L-Thyroxin kann nun mal nicht den Mangel an Selen, Jod, Zink ersetzen. Die Gabe von L-Thyroxin kann die virale Belastung des Organismus nicht beseitigen oder mein ganz persönliches Stressniveau ausgleichen.
Welche Auswirkungen Stress auf die Schilddrüse hat, habe ich bereits erklärt. Erwähnt sei aber noch, dass Stress auch zu einer erhöhten Muskelspannung führt und auch dies zu einer Störung der Schilddrüsenfunktion führen kann. Von der Kinnspitze, oder genauer gesagt vom Schildknorpel aus, verläuft ein Muskel zum Schlüsselbein (Musculus thyrohyoideus) – ist dieser Muskel sehr angespannt oder verkürzt, kann das die Schilddrüse stressen und zu einer verminderten Bildung von Schilddrüsenhormonen führen. Die Schilddrüse wird durch die Muskelspannung schlechter durchblutet und kann dann nicht so arbeiten, wie sie es

müsste. Durch ständiges nach unten gucken, Schultern hochziehen, Kieferpressen entsteht in diesem Bereich der Muskulatur eine erhöhte Anspannung und presst so ständig gegen die Schilddrüse. Auch eine permanente Seitneigung des Kopfes stört die Schilddrüsenfunktion, da eine Seite der Schilddrüse ständig "gequetscht" wird.

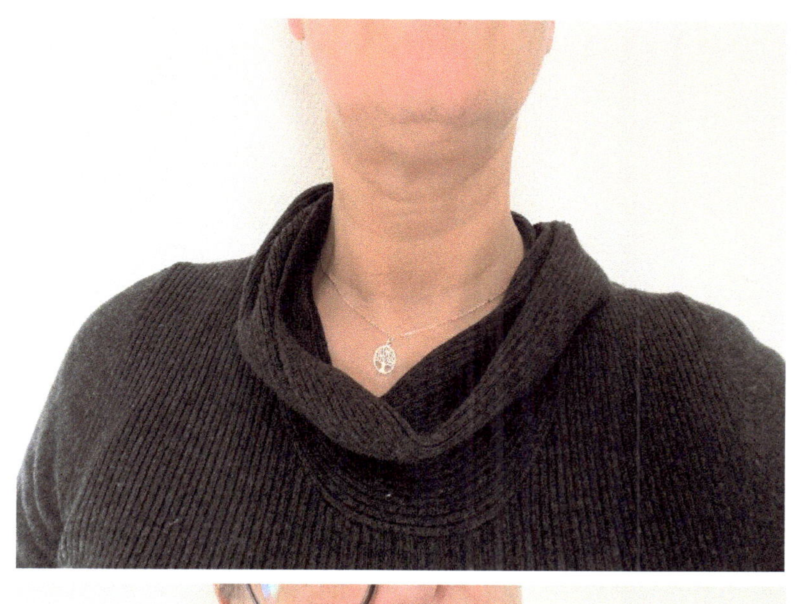

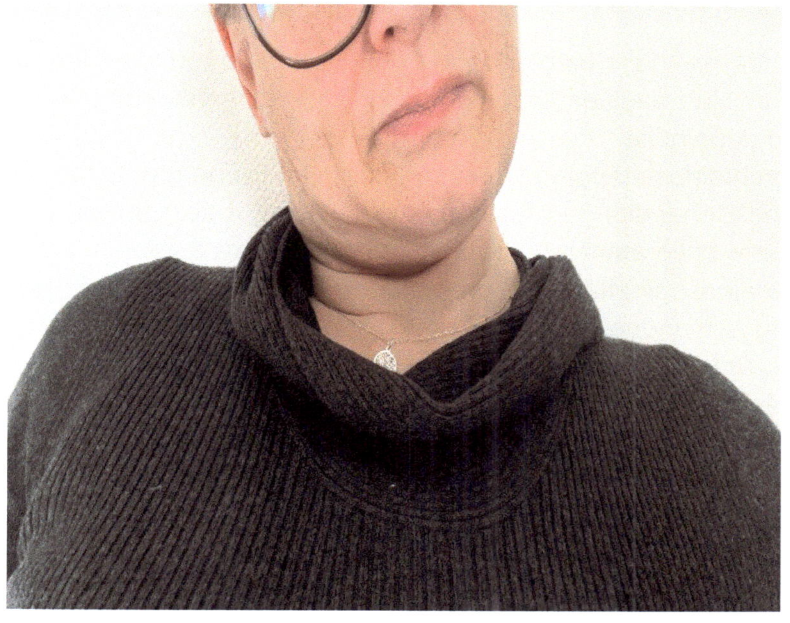

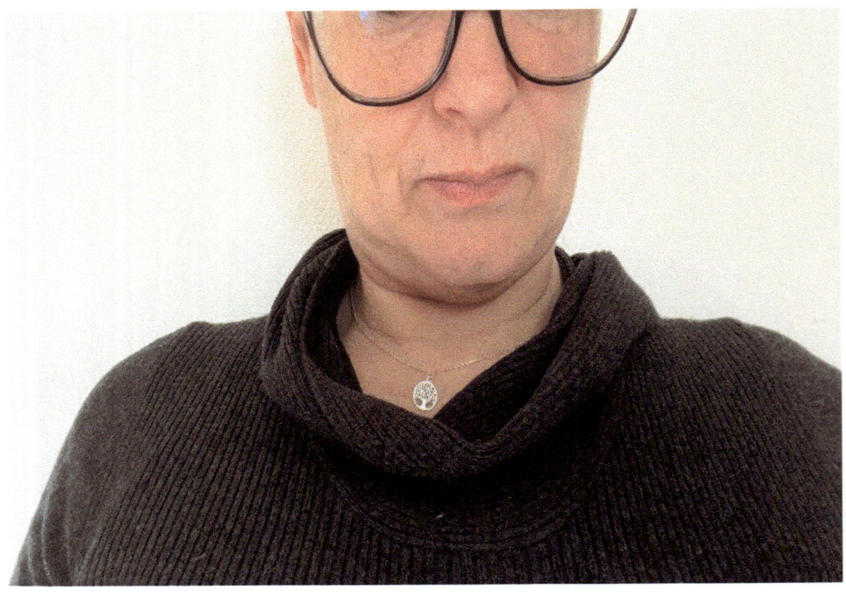

Ich denke, dass man anhand der Bilder gut erkennen kann, was da im Hals passiert, wenn der Kopf ständig nach vorne oder seitlich geneigt ist.
Durch selbstständige Übungen, chiropraktische und osteopathische Behandlungen lässt sich das sehr gut korrigieren. Es ist sehr wichtig auch bei Säuglingen und Kindern darauf zu achten, wie die Kopfhaltung ist, um zu vermeiden, dass es zu Entwicklungsstörungen kommt. Es ist wirklich nicht schwer ein oder zwei Mal am Tag einfache Übungen mit Kindern zu machen, um den Halsbereich zu entstauen.
Ich denke, dass der heutige Stress den größten Anteil an den stetig steigenden Schilddrüsenerkrankungen nimmt.
Stress stört den Glukosehaushalt, stört die Funktion des Immunsystems und bringt die Hormone durcheinander.

Stress verbraucht Nährstoffe und macht die Darmschleimhäute durchlässig.
Stress vermindert die Ausschüttung von Magensäure.
Stress regt die Histaminausschüttung an.
Stress sorgt dafür, dass die Nebennieren vermehrt Cortisol ausschütten, was die Schilddrüse dazu animiert, vermehrt T3 freizusetzen. Kommt die Schilddrüse nicht schnell genug mit der T4 Produktion hinterher, erschöpft sie. Der T3 Wert steigt an, während der T4 Wert sukzessive sinkt.

Atmung

Dass unsere Atmung lebenswichtig ist, darüber braucht man wohl nicht diskutieren. Obwohl die Atmung essenziell ist, schenken wir ihr kaum Beachtung. Wir atmen oft viel zu hektisch, zu oberflächlich, nicht tief genug. Dabei kann falsche Atmung ein wahrer Stressfaktor für den Körper werden, der auch unsere hormonelle Situation durcheinanderbringen kann. Hektisches atmen signalisiert dem Körper, den Nebennieren erst einmal Stress. In der Regel atmen wir nur dann hektisch, wenn wir auf der Flucht sind oder etwas jagen. Die Nebennieren schütten dann vermehrt Cortisol aus und die Schilddrüse muss mehr Hormone bereitstellen, vor allem T3. Hektische Atmung forciert Anspannung im Brustkorb, in der Brustwirbelsäule und kann einen Zwerchfellhochstand auslösen. Dadurch wird die Atmung noch flacher und ineffizienter. Diese Art der Atmung kann Panikattacken auslösen, stört den Vagusnerv und schwächt ihn, kann Herzrhythmusstörungen verursachen und sogar Blockaden auslösen. Auch der Blutdruck kann dadurch ansteigen. Eine kontrollierte und bewusste Atmung ist somit auch für die Schilddrüse sehr wichtig. Patienten mit Schlafapnoe entwickeln nicht selten im Laufe der Zeit, wenn die Apnoe unbehandelt bleibt, eine Störung der Schilddrüsenfunktion und der hormonellen Situation. Die nächtlichen Atemaussetzer sorgen dafür, dass vom Organismus ständig Stressreize gesetzt werden, damit die Atmung wieder einsetzt. Es wird also Adrenalin und auch Cortisol ausgeschüttet. Adrenalin und Cortisol sind Hormone beziehungsweise Neurotransmitter, die nachts nicht ausgeschüttet werden sollten. Nachts sollte der Körper regenerieren und runterfahren. Melatonin sollte aktiv sein. Da Melatonin und Cortisol die gleichen Rezeptoren nutzen, konkurrieren die beiden regelrecht. Gewinnt Cortisol, ist der Schlaf nicht regenerativ, der Körper kann sich in der Nacht nicht von den Geschehnissen des Tages erholen und vergeudet das wertvolle Aktivitätshormon in der Nacht und hat es für den Tag dann nicht mehr ausreichend zur Verfügung stehen. Die nächtliche Ausschüttung der Stresshormone kann Herzrasen, Panikattacken und vermehrtes nächtliches Wasserlassen verursachen. Das alles stresst die Schilddrüse massiv und treibt sie in die Fehlfunktion.

Atmung ist das normalste der Welt und dennoch atmen die meisten Menschen falsch und verursachen so diverse Störungen im Organismus. Kaum ein Arzt oder Therapeut schaut sich an, wie ein Patient atmet, wie viele Atemzüge er pro Minute nimmt, ob er in den Bauch atmet oder ob die Atmung am Schlüsselbein endet. Nehmen Sie sich einfach mal ein paar Minuten täglich Zeit, um bewusst auf Ihre Atmung zu achten. Atmen Sie bewusst tief in den Bauch, halten Sie auch mal die Luft zwischendurch an und atmen erst dann langsam und kontrolliert wieder aus. Bewusste Atmung stärkt den Vagusnerv, reguliert den Puls und Blutdruck, regt die Verdauung an und entspannt die Muskulatur. Zwei Mal täglich morgens und abends, beim Aufwachen und beim zu Bett gehen, fünf Minuten in Ruhe atmen, das sollte zur täglichen Routine werden, wie das tägliche Zähneputzen.

Neben Stress ist die Pille ein weiterer Störfaktor für die Schilddrüse und das gesamte hormonelle System. Laut Studien und Umfragen haben im Jahr 2015 rund 74% der Frauen die Pille eingenommen, 2020 ist die Anzahl der Verordnungen auf 58% gesunken. Dass die Zahl der Verordnungen gesunken ist, ist dem Gesundheitsbewusstsein der jüngeren Menschen zu verdanken. Frauen scheinen sich wieder mehr für ihren Körper zu interessieren und setzen wieder vermehrt auf natürliche

Verhütungsmethoden. Dennoch liegt die Pille nach wie vor auf Platz eins der Verhütungsmethoden. Platz zwei belegt das Kondom und Platz drei, mit 12% der Frauen in Deutschland, die Spirale. Es ist eigentlich kaum zu glauben, dass Frauen diese Art der Verhütungsmethode wählen, ist die Liste der Nebenwirkungen doch ziemlich lang. Angefangen von Libidostörungen, bis hin zum Tod ist alles drin. Gerade Libidostörungen durch die Pille sind schon ziemlich paradox oder? Man nimmt die Pille, um sexuell frei zu sein, um ohne Angst vor einer ungewollten Schwangerschaft Geschlechtsverkehr haben zu können und dann killt diese kleine Pille das Verlangen. Aber Frauen nehmen das offensichtlich in Kauf. Verhütung muss schnell, einfach und unkompliziert sein – verständlich, irgendwie. Trotzdem auch, wie erwähnt, irgendwie unverständlich, dass man sich dafür unnötigen gesundheitlichen Gefahren aussetzt.
Der Wirkmechanismus der Pille ist so, dass die Follikelreife verhindert wird und damit auch der Eisprung. So kann schon mal keine Befruchtung stattfinden. Die Pille verändert zudem die Zusammensetzung des Schleims im Gebärmutterhals, was verhindern soll, dass Spermien in die Gebärmutter eindringen können. Genau genommen ist die Pille ein Medikament mit hormonähnlicher Wirkung, welches der Hirnanhangdrüse falsche Tatsachen vorgaukelt. Um die Follikelreife zu verhindern, muss dem Gehirn weiß gemacht werden, dass alle Rezeptoren belegt sind, denn nur so kann verhindert werden, dass FSH und LH produziert werden. Ohne FSH und dem daraus resultierenden Östrogen keine Eizellreifung und kein Eisprung, sowie kein Aufbau der Gebärmutterschleimhaut. Ohne LH und dem aus dem Eisprung resultierenden Progesteron kann keine Einnistung stattfinden. Ohne diese Hormone kein normaler Zyklus, keine Regelblutung.

Progesteron und Östrogen sind aber für die Schilddrüse wichtige Hormone. Beide Hormone haben, befinden Sie sich im Einklang, ihre Berechtigung und ihre Aufgaben.
Östrogene fördern zwar Wassereinlagerungen, machen damit aber auch die Haut geschmeidig und glatt. Die Haut wird etwas aufgepolstert, die Haare bekommen großartiges Volumen. Östrogene bieten einen Schutz vor Herzinfarkt, da sie die Blutgefäße erweitern und den Blutdruck senken. Sie hemmen den Knochenabbau und fördern den Knochenaufbau und bieten damit einen Schutz vor Osteoporose. Durch die gut ausbalancierte Menge an Östrogenen verbessert sich unser Lungenvolumen, die Darmaktivität, es wirkt stimmungsaufhellend und hat eine positive Wirkung auf den Blutzuckerspiegel.
Progesteron hat ebenfalls sehr positive Wirkungen auf den Körper. Progesteron verbessert den Schlaf, wirkt beruhigend, ausgleichend und besänftigend, wirkt antientzündlich und harmonisiert das Immunsystem. Progesteron unterstützt und reguliert die Körpertemperatur und damit auch den Stoffwechsel. Das Hormon macht schöne Haare und schöne Haut, schützt die Gebärmutter und die Brust. Östrogene fördern Wassereinlagerungen – Progesteron macht das Gegenteil. Es wirkt entwässernd, verhindert die Bildung von Ödemen und verbessert die Fließeigenschaft des Blutes. Progesteron stärkt das Bindegewebe und die Venenwände, was auch der Bildung von Krampfadern entgegenwirken kann.
In Bezug auf die Schilddrüse verbessert Progesteron die Wirkung der Schilddrüsenhormone und macht die Schilddrüse sensibler gegenüber dem TSH.
Östrogen und Progesteron sind unverzichtbar. Die Auflistung zeigt, wie wichtig es ist, dass beide Hormone ausgeglichen sind. Genau das verhindert aber die Einnahme der Pille bzw. die

Anwendung der Hormonspirale. Zudem verursacht die Einnahme/Anwendung von Gestagenen und Xenoöstrogenen einen Mangel der Nährstoffe Folsäure, Vitamin B6, Magnesium, Vitamin B12. Diese Nährstoffe sind aber wichtige und ebenfalls unverzichtbare Bausteine der Schilddrüse, vor allem aber des Lebens.

Eine durch die Pille verursachte Östrogendominanz blockiert die Schilddrüse und führt langfristig zur Unterfunktion des Organs. Lag vor der Einnahme der Pille schon eine Reaktion des Immunsystems gegen das Schilddrüsengewebe vor, wird dies durch die Östrogendominanz und den Progesteronmangel vorangetrieben. Ein Ungleichgewicht von Östrogen und Progesteron hat zum Nachteil, dass das Östrogen gerne die Dominanz übernimmt und so den Histaminmetabolismus triggert. Histamine stellen die Gefäße weit, feuern Entzündungen an, sorgen für Wassereinlagerungen, für Unverträglichkeitsreaktionen, Schmerzen usw. Histamin fördert auch die Bildung von Prostaglandin. Prostaglandin erhöht die Gefäßpermeabilität (Gefäßdurchlässigkeit), fördert Entzündungen, Rötung, Schwellung und Schmerz. In der Gebärmutter löst es sogar kolikartige Schmerzen aus (Regelschmerzen).

Da die Schilddrüse Östrogenrezeptoren besitzt, fährt der Östrogenüberschuss die Schilddrüse dezent runter, so dass sich der Stoffwechsel verlangsamt. Oft ist hier nur der TSH-Wert erhöht, ft3 und ft4 liegen innerhalb der Norm und können nicht richtig wirken. So kommt es zur Unterfunktionssymptomatik, obwohl ausreichend Hormone nachgewiesen werden. Leider wird oft nur am TSH-Wert versucht die Schilddrüse und ihre Funktionalität zu beurteilen. Das kann nicht funktionieren. Nur den TSH-Wert zu betrachten ist orakeln. Hier gehören immer auch Ft3 und Ft4 dazu, sowie reverse T3 und auch die Antikörper sollten kontrolliert werden. Gewichtszunahme, Hitzewellen, Schlafstörungen, Unruhe, Schmerzen sind hier an der Tagesordnung. Was passiert, wenn hier jetzt mit L-Thyroxin gearbeitet wird? Nichts Gutes!!! Das Gewicht geht noch weiter nach oben, die Hormonlage verschlimmert sich, noch mehr Unruhe und noch mehr Schlafstörungen kommen zum Tragen.

Jungen Mädchen und Frauen die Pille zur Zyklusstabilisierung in die Hand zu drücken, ist wirklich ein starkes Stück. Die Pille reguliert und stabilisiert definitiv nicht den Zyklus! Ganz im Gegenteil. Es findet gar kein Zyklus statt durch die Pille oder Hormonspirale. Der Zyklus wird gänzlich unterdrückt und auch die Organreife von Gebärmutter und Eierstöcken wird unterdrückt, vor allem eben dann, wenn schon 14-jährigen Mädchen die Pille verordnet wird. Wie soll sich die Schilddrüse unter diesen Voraussetzungen normal entwickeln? Kaum möglich. Hier bedarf es eigentlich wesentlich mehr Aufklärung den jungen Mädchen und auch den Eltern gegenüber. Es sollte daraufhin gewiesen werden, dass es zu einer Reifestörung der Eierstöcke und der Gebärmutter kommt und auch, dass es zu einer Funktionsstörung der Schilddrüse kommen kann, was viele Symptome nach sich ziehen kann.

Gerade dann, wenn einer der Eltern schon Schilddrüsenprobleme oder gar Krebserkrankungen in der Familie sind, sollte die Anwendung der Pille gut durchdacht sein

Eine genetische Belastung lässt sich manchmal nicht von der Hand weisen, auch die Neigung zu Schilddrüsenerkrankungen kann weiter gegeben werden. Aber nur weil Mutter, Oma, Tante oder Onkel eine bestimmte Erkrankung haben oder hatten, muss das noch lange nicht auch für einen selbst so vorgesehen sein. Es hängt immer auch davon ab, was ich selber mache, um die Genetik zu triggern. Hormonelle Verhütung, Rauchen, Stress, zu viel Alkohol, zu oft und zu viel ungesundes Essen sind “Genschalter“, die die Vorprogrammierung aktivieren können. Wäre die Genetik unsere Vorsehung, wäre mein Leben bald zu Ende. Meine Mutter starb mit 48, mein Vater mit 49, einer meiner Brüder mit nicht ganz einem Jahr. Da kann ein Leben schon mal unter einem schlechten Stern stehen. Aber – ich rauche nicht, ich trinke nicht, ich schlafe ausreichend viel, habe eine gute Work-Life-Balance, ernähre mich gesund, atme bewusst, bewege mich viel und weiß damit, dass meine Vorbestimmung nicht die meiner Eltern ist! Wenn es diverse Erkrankungen in der Familie gibt, ist es an uns, dass wir diese nicht bekommen! Jeder hat sein Leben selber in der Hand und kann etwas ändern, wenn er es nur will.

Kommen wir nun zu den Symptomen der Schilddrüsenunterfunktion. Die klassischen Symptome, die so ziemlich jeder kennt, habe ich ja bereits zu Beginn aufgelistet. Es gibt aber noch viel mehr Symptome, auf die ich nun noch eingehen möchte.

Bei einer Schilddrüsenunterfunktion läuft alles etwas langsamer ab als üblich. Die Verdauung, der Stoffwechsel, das Energielevel etc. – alles ein wenig langsamer. Auch der Fettstoffwechsel läuft langsamer – in Folge dessen steigt der Cholesterinspiegel und auch die Triglyceride können ansteigen. Bedingt durch die träge Leber und den verlangsamten Gallenfluss, vergrößert sich die Gallenblase. Die Gallenflüssigkeit wird nicht schnell genug weiter transportiert, ist seröser als normal und bildet dadurch wesentlich schneller Kristalle und im Verlauf dann Steine aus. Wenn wir fetthaltige Lebensmittel zu uns nehmen, wird die Gallenblase angeregt Gallenflüssigkeit in den Darm abzugeben, damit die Fett gespalten werden können. Durch die unterfunktionale Schilddrüse

läuft der Prozess nur unzureichend ab. Die Gallenflüssigkeit dickt ein, die Gallenblase erweitert sich, es entsteht Gries und Ablagerungen.
Eine gute Leber- und Gallenfunktion ist sehr wichtig für die Funktion der Schilddrüse. Ein Großteil der Umwandlung von T4 in T3 findet in Leber und Darm statt. Arbeiten diese Organe nicht gut, funktioniert logischerweise auch der Umbau nicht optimal und die Unterfunktion ist gewiss. Eine Schilddrüsenunterunktion kann Gallensteine und eine Entzündung der Gallenblase auslösen. Eine Entzündung der Gallenblase und Störung der Leberfunktion (z.B. Fettleber) kann eine Schilddrüsenunterfunktion verursachen.
Henne oder Ei – ganz egal – beides sollte entsprechend behandelt und in den Therapieplan einbezogen werden.
Eine Schilddrüsenunterfunktion kann nicht nur Gallenbeschwerden auslösen, sondern auch den Cholesterinspiegel erhöhen. Bedingt dadurch, dass der Stoffwechsel wesentlich langsamer läuft, wenn die Schilddrüse unterfunktional ist, kann weniger Fett aus dem Blut zur Leber transportiert werden. Behandelt wird die Hypercholesterinämie (erhöhter Cholesterinspiegel) in der Regel mit Medikamenten (Statinen) wie Atorvastatin, Simvastatin, Lovastatin (…) – diese Statine haben den Nachteil, dass sie eine Schilddrüsenunterfunktion verursachen können. Bei vielen, die dieses Medikament einnehmen, sinkt der TSH-Wert ab - was dafür sorgt, dass die Schilddrüse weniger Hormone freisetzt und somit den Organismus in die Unterfunktion treibt. Zudem verbrauchen diese Medikamente Q10, Magnesium und B-Vitamine, welche unbedingt benötigt werden, um Homocystein abzubauen, Muskelkraft und Energie zu erhalten, die Blutbildung und Zellregeneration zu fördern. Ein furchtbarer Kreislauf beginnt. In Deutschland nehmen ca. fünf Millionen Menschen Statine ein

und das vielleicht, weil ihre Schilddrüsenunterfunktion unentdeckt geblieben ist.

Erhöhte Triglyceride durch eine Schilddrüsenunterfunktion können ein sehr hohes Risiko mitbringt, eine sogenannte Frozen Shoulder zu bekommen. Auch eine Insulinresistenz, entstanden aus einer Schilddrüsenfehlfunktion oder einer chronisch stillen Entzündung, trägt massiv dazu bei, dass eine Frozen Shoulder entsteht.
Diabetiker zum Beispiel erkranken durchschnittlich bis zu 35% häufiger daran, da der im Blut verbleibende Zucker Entzündungen fördert und kann auch rheumatische Erkrankungen antriggern kann. Die Beweglichkeit des Schultergelenks ist durch die Entzündung stark eingeschränkt und schmerzhaft. Das Kapselgewebe verklebt, so dass das Gelenk wie eingefroren/steif/unbeweglich wirkt. Den Arm hochzuheben, Haare föhnen, in höhere Regale greifen sehr schmerzhaft und kaum möglich. Durch den erhöhten Blutzucker und/oder die erhöhten Triglyceride werden vermehrt entzündungsfördernde Zytokine, TNF-alpha Zytokine gebildet, sowie vermehrt kollagene Fasern produziert, welche die Kapsel fibrosieren lassen und damit einengt. Wenn also aus heiterem Himmel die Frozen Shoulder aufgetreten ist, lohnt sich der Blick auf die Blutwerte – Insulin, Blutzucker, HBA1c, Triglyceride, LDL-Cholesterin und natürlich auch auf die Schilddrüsenwerte.

Nicht nur ein Mangel an Selen und Jod oder ein Mangel an Aminosäuren stört die Schilddrüsenfunktion, sondern auch ein Mangel an Vitamin D3. Ein Vitamin D Mangel kann unbemerkt vorhanden sein. Es ist sehr wichtig die Werte zwischendurch mal checken zu lassen. Vor allem dann, wenn man den ganzen Tag im Büro sitzen, nur künstliches Licht zu Gesicht bekommt

und/oder im Sommer nur mit langer Kleidung oder Sonnencreme aus dem Haus geht, sollte der Wert regelmäßig, am besten mehrmals im Jahr, kontrolliert werden. Nicht selten liegt der Vitamin D Wert weit unter der Norm.
Ein Vitamin D Mangel kann folgende Symptome verursachen:

- Müdigkeit
- Schwindel
- Depressionen
- Muskelschwäche
- Muskelzittern
- Kopfschmerzen
- Vitamin D reguliert zudem den Knochenaufbau und wirkt dem Knochenabbau entgegen, die Calciumeinlagerung in den Knochen wird unterstützt.

Ein Mangel fördert Autoimmunerkrankungen, ein instabiles Immunsystem und Infektanfälligkeit.
Vitamin D ist aber auch ein wichtiges Hormon in Bezug auf den Östrogen und Progesteron Haushalt und extrem wichtig für die Schilddrüse, vor allem dann, wenn auch Hashimoto eine Rolle spielt.

Jetzt bin ich allerdings mit dem Vitamin D Mangel wieder in die Ursachenreihe zurück gerutscht – machen wir jetzt mit den Symptomen wieder weiter.
Ein ganz wichtiges Symptom der Schilddrüsenfehlfunktion ist die Gewichtszunahme.
Schon ab einem TSH-Wert von höher 2,5 reduziert sich die Stoffwechselleistung signifikant. Der Grundumsatz kann sich bei

einer Schilddrüsenunterfunktion um bis zu 30% reduzieren. 30% – das muss man sich mal vorstellen. Das ist ziemlich viel!

Der Grundumsatz eines Menschen ist das, was ihn am Leben hält – was der Körper benötigt, um Körpertemperatur, Atmung, Arbeit der Organe, Verdauung durchzuführen und aufrecht zu erhalten. Der Grundumsatz darf nicht mit dem täglichen Kalorienbedarf verwechselt werden. Denn neben Körpertemperatur, Atmung, Verdauung etc. bewegen wir uns ja täglich auch immer noch ein bisschen. Das Immunsystem arbeitet, das Gehirn arbeitet usw. Das verbraucht zusätzlich.

Mein grober Grundumsatz liegt bei ca. 1.565,10. Mein grob errechneter Kalorienbedarf bei 2.460 kcal.

(Ermittlung des Grundumsatzes = Körpergewicht (kg) x 24 Stunden) / (Ermittlung Kalorienbedarf = Frauen 0,9 x kg Körpergewicht x 24; Männer 1 x kg Körpergewicht x 24)

Wenn ich jetzt von den vom Grundumsatz und vom Kalorienbedarf 30% ab, sind das mehr als 400 bzw. 700 kcal! Das ist echt viel! Nehme ich diese Kalorien täglich zu mir, macht das mehrere Kilo aus im Laufe des Jahres. Neben dem Grundumsatz und dem Kalorienbedarf gibt es noch den Leistungsumsatz. Dieser lässt sich durch Bewegung, Stress etc. stark beeinflussen und gibt die Kalorien an, die wir täglich durch Bewegung verbrauchen. Grundumsatz und Leistungsumsatz ergeben zusammen den täglichen Gesamtbedarf an Kalorien. Wer seine Werte individuell berechnen möchte, kann sich die Formel über Google raussuchen. Ist manchmal ganz interessant, was wir zu uns nehmen könnten, wäre da nicht die Schilddrüse im Wege.

Auch die Einnahme von L-Thyroxin kann zur Gewichtszunahme führen. Vor allem dann, wenn die Dosierung des Schilddrüsenhormons viel zu hoch ist und die Ursache nicht untersucht wurde.

„Jetzt nehme ich schon L-Thyroxin ein und nehme trotzdem nicht ab“ – ein oft gehörter Satz.
Wird ein Schilddrüsenmedikament nicht ordentlich eingestellt und stattdessen sogar wahllos immer höher dosiert, kann der Schuss für den Einnehmenden ordentlich nach hinten losgehen. Die empfindlich aufeinander abgestimmten Prozesse des Körpers werden durch die falsche Dosierung massiv beeinträchtigt. Unser Körper hat eine Art Schutzschalter – diesen legt er um, wenn zum Beispiel viel zu viel vom L-Thyroxin aufgenommen wird. Ein Zuviel an Schilddrüsenhormonen kann viele Symptome hervorrufen, daher ist es wichtig, dass sich der Organismus vor Schäden, hervorgerufen durch eine falsche Dosierung, schützt. Das Reverse T3 (rT3) fungiert hier wie ein Kontrolleur.
Die Schilddrüse selbst produziert täglich ca. 100ug Thyroxin – hiervon wird ein Teil für die Umwandlung in ft3 benötigt und ein kleiner Teil wird täglich ins rT3 umgelegt. Übersteigen die Schilddrüsenhormone den täglichen Bedarf, wird es in rT3 umgewandelt und ist inaktiv, kann also erst mal keinen Schaden anrichten. Ein erhöhtes rT3 hemmt dummerweise aber die Umwandlung von T4 zu T3 – ein Teufelskreis durch zu hohe T4-Gabe. Symptomatisch ist man dann plötzlich, trotz hoher Gabe des Schilddrüsenmedikamentes, wieder bei einer Unterfunktion mit den klassischen Symptomen wie Haarausfall, Müdigkeit, Erschöpfung, Gewichtszunahme, träge Verdauung.
Wer sich nur auf die Bestimmung des TSH-Wertes verlässt, wird nichts über die Schilddrüse erfahren! Wer L-Thyroxin/Eferox/Euthyrox in hohen Dosierungen (75ug und höher) einnimmt und trotzdem Unterfunktionssymptome hat, sollte auf jeden Fall ft3, ft4, rT3 bestimmen lassen – diese Werte sollte das Minimum sein. Besser wäre es natürlich auch Selen, Zink, Ferritin/Eisen, B12, Vitamin D3 mitbestimmen zu lassen. Übrigens kann auch

Stress die Umwandlung in rT3 fördern, auch ohne Einnahme von Schilddrüsenmedikamenten.

Ich denke, man konnte bis hier her ganz gut erkennen, dass die Schilddrüse, die Hormone Progesteron und Östrogen sowie die Nebennieren eng zusammenarbeiten und sich gegenseitig beeinflussen. Ich kann es nur noch einmal wiederholen – therapeutisch stupide nur ein Schilddrüsenmedikament einzusetzen, ist zu einfach gedacht und kann nicht funktionieren. Schilddrüse, Hormone und Nebennieren bilden eine Einheit und gehören untrennbar zusammen. Stress kann ein hormonelles Ungleichgewicht auslösen, kann aber auch eine Insulinresistenz verursachen. Stress mit einer Cortisolerhöhung kann die Schilddrüse in ihrer Funktion blockieren. Arbeitet die Schilddrüse unterfunktional, weil ihr vielleicht Bausteine wie Selen, Zink, Vitamin B1, Vitamin B6, Jod fehlt, steuert sie die Eierstöcke nicht mehr ausreichend an, so dass der ein oder andere Eisprung ausbleibt und es über diesen Weg zu einem hormonellen Ungleichgewicht kommt. Chronische Entzündungen erhöhen die Cortisolproduktion, das wiederum kann zu einer Insulinresistenz führen, was die Bildung von Östrogenen erhöhen kann und zu einer hormonellen Dysbalance und zu einer Funktionsstörung der Schilddrüse führt. Es ist ein Teufelskreis, der unweigerlich seinen Lauf nimmt, wenn an irgendeiner Stelle etwas nicht stimmig ist. Dieses Wissen ist nicht neu und trotzdem wird ständig so getan, als würden diese Vorgänge nicht existieren und es wird nur ein Organ behandelt. Das kann nicht funktionieren.

Jetzt haben Sie das ein oder andere über mögliche Ursachen und Symptome kennen gelernt. Aber was jetzt? Was kann man machen, damit es einem besser geht? Perfekt wäre es natürlich, wenn Sie einen Therapeuten an Ihrer Seite haben, mit dem Sie den Weg zur Gesundheit zusammen gehen können. Einen Therapeuten, der sich mit Schilddrüse, Nebennieren und Hormonen wirklich gut auskennt und weiß, was er da macht. Sie können aber auch eine Menge selbst machen und darauf möchte ich jetzt im Folgenden eingehen.

Zunächst einmal sollten Sie Ihre Schilddrüsenwerte immer prozentual in die Norm hineinrechnen, damit Sie wissen, wo in der Norm Ihre Werte stehen. Nur weil sie in der Norm sind, heißt das nicht, dass die Werte auch gut sind. Ob das Auto auf Reserve fährt oder ob der Tank voll ist, ist schließlich auch ein großer Unterschied. Es gibt im Internet diverse ft3/ft4 Rechner. Dort gibt man einfach die gemessenen Werte und die Normwerte des Labors ein. Wer seine Blutwerte telefonisch beim Arzt oder Therapeuten abfragt, sollte sich auch immer die Referenzwerte des Labors mit nennen lassen, denn die Referenzwerte sind nicht in jedem Labor einheitlich.
www.hashimoto-thyreoiditis.de
oder www.autoimmunhilfe.de/ratgeber/schilddruesenrechner

Liegen ft4 und ft3 sehr weit auseinander – ft4 niedrig, ft3 hoch (können auch hoch/niedrig in der Norm liegen), könnte das ein Hinweis auf ein Problem mit den Nebennieren sein (durch Stress, chronische Entzündungen).
Ft4 hoch, ft3 niedrig = möglicher Hinweis auf Selenmangel und/oder Stress
Ft4 normal, ft3 niedrig = eventuell Konversionsstörung (TSH meist auch normal)
TSH niedrig (< 1,5), ft3 niedrig, ft4 niedrig = Hypophysenunterfunktion, Stress

Ft4 niedrig, ft3 normal = Progesteronmangel möglich
Mangel/Überschuss an T4 kann auch durch Medikamente ausgelöst sein, Heparin erhöht T4, Antiepileptika senken T4
Betablocker, Glukokortikoide (Kortison) stören die Konversion von T4 in T3.
TSH normal, ft4 niedrig, ft3 niedrig – TBG könnte erhöht sein, so dass weniger freie Hormone zur Verfügung stehen – möglicher Auslöser dafür sind Östrogenbehandlung, Pille, Hormonspirale.
TSH normal, ft4 erhöht, ft3 erhöht (bzw. obere Norm!) = möglicher TBG-Mangel durch erhöhtes Testosteron. Hohes T3 kann zur T3-Resistenz der Zelle führen, da diese mit der Menge an Hormonen überfordert ist – diese Konstellation kann Symptome wie bei einer Schilddrüsenunterfunktion machen. Auch PCO (polyzystisches ovarielles Syndrom) kann ein Störfaktor sein, da vermehrt Testosteron im Umlauf ist und eine Insulinresistenz gefördert wird.

Das sind natürlich nur Mutmaßungen und sollte auf jeden Fall mit Hilfe eines Heilpraktikers oder Arzt weiter untersucht werden.
Wie schon mehrfach erwähnt, sollten immer alle Schilddrüsenwerte bestimmt werden, vor allem wenn Symptome vorhanden sind. Nur den TSH-Wert zu bestimmen, reicht nicht aus und trifft auch keine Aussage über die Funktion der Schilddrüse.

Was kann ich noch machen oder beim Heilpraktiker/Arzt anregen:

Ursache suchen und finden! Was hat die Schilddrüse in die Unterfunktion, in die Überfunktion oder in die Entzündung getrieben?
Liegt eine Entzündung vor?
Viren – gab es schon mal eine Epstein-Barr Infektion/Pfeiffersches Drüsenfieber?
Liegen Nahrungsmittelunverträglichkeiten vor? Gluten, Bäckerhefe?
Spielt Stress in meinem Leben eine Rolle?
Gibt es einen Hinweis auf Nebennierenprobleme?
Liegen Nährstoffmängel vor, esse ich sehr einseitig, liegt eine chronische Entzündung im Darm vor, ständig Durchfall oder Verstopfung, chronische Magenschleimhautentzündung, Sodbrennen?
Gibt es eine familiäre Vorbelastung?
Werden Medikamente regelmäßig eingenommen (Säureblocker, Pille, Hormonbehandlung)?
Jodmangel? Selenmangel? Eisenmangel? Ferritin? Vitamin D3 Mangel? Zinkmangel?
Gibt es Hinweise auf ein hormonelles Ungleichgewicht – starke Regelblutungen, Unterleibsschmerzen, Myome, Zysten, mangelnde Libido oder Erektionsstörungen?
In einem ordentlichen und gut geführten Anamnesegespräch lassen sich einige Sachen schon mal eingrenzen und man kann sich auf bestimmte Analysen fokussieren.

Ist die Ursache eingegrenzt und erkannt, sollte dort als erstes angesetzt werden – Mängel ausgleichen, unverträgliche

Lebensmittel meiden, antientzündliches Arbeiten, Stressreduktion. Die Schilddrüse kann eigenständig auch sehr gut mit einem Wickel versorgt werden. Dazu entweder einen fertigen Wickel bei Wickel & Co kaufen oder einfach einen Wickel mit Hilfe eines Baumwolltuchs selbst herstellen. Ich habe mich für Wickel von Wickel & Co entschieden, weil ich die sehr praktisch finde.

In den Wickel kann man Kohl oder Zwiebeln geben oder auch Quark. Alles drei wirkt antientzündlich und abschwellend. Denkbar sind auch Wickel mit ätherischen Ölen, wie zum Beispiel Lavendel, Sanddorn, Weihrauch, Orange. Die ätherischen Öle kann man einfach auf ein Läppchen geben und auf den Schilddrüsenbereich am Hals legen. Bei empfindlicher Haut bitte vorsichtig sein, die Öle können zu Hautreizungen führen.

Mit Hilfe der Öle kann man auch sehr gut eine sanfte Schilddrüsenmassage durchführen. Die Massage wirkt gleichzeitig wie eine Lymphdrainage und tut auch dem Kopf sehr gut. Ich nutze dafür gerne ein selbst angemischtes Öl, mit entzündungshemmender Wirkung. Wichtig ist vorher immer die Verträglichkeit zu testen. Dafür am besten etwas Öl auf den Unterarm geben und sanft einmassieren. Bei Rötung und Juckreiz bitte nicht am Hals anwenden.

Massiert werden kann wie folgt – Zeige und Mittelfinger beider Hände mit etwas Öl benetzen und oberhalb des Schildknorpels sanft aufsetzen und herzförmig im Bogen Richtung Schlüsselbeingrube ausstreichen.

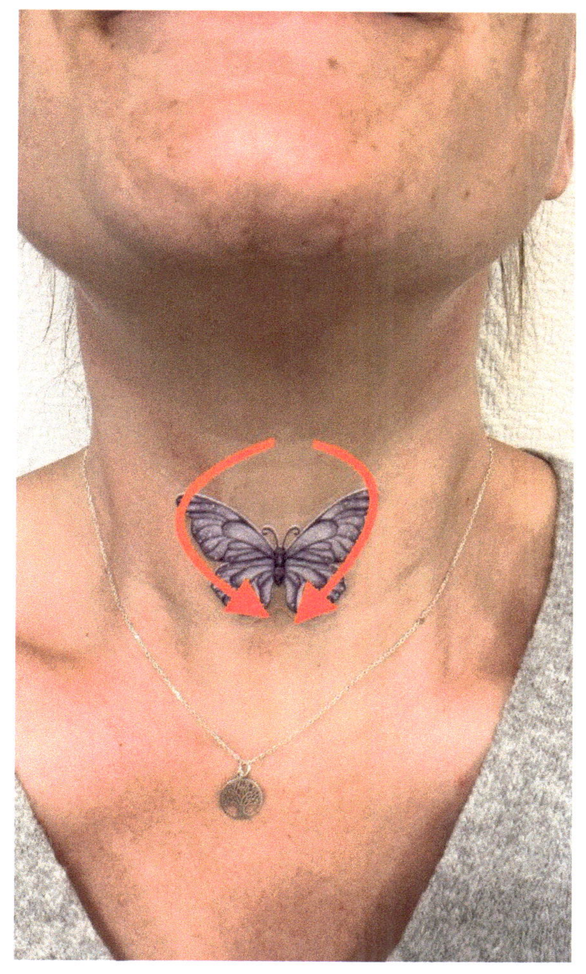

Diese Technik kann man durchaus mal 4-5 Minuten durchführen und dann dazu übergehen, die Schlüsselbeingruben rechts und links vom Hals auszukreiseln. Dafür die Finger rechts und links des Halses in der Grube ansetzen und mit kleinen kreiselnden Bewegungen Richtung Schultern gehen. Auch diese Bewegung 4-5 Minuten wiederholen. Anschließend Daumen und Zeigefinger an der Kinnspitze ansetzen (Daumen unterhalb des Kieferknochens, Zeigefinger oberhalb ablegen) und sanft Richtung Ohr/Kieferwinkel ausstreichen. Auch diese Bewegung 4-5 Minuten durchführen und genießen.

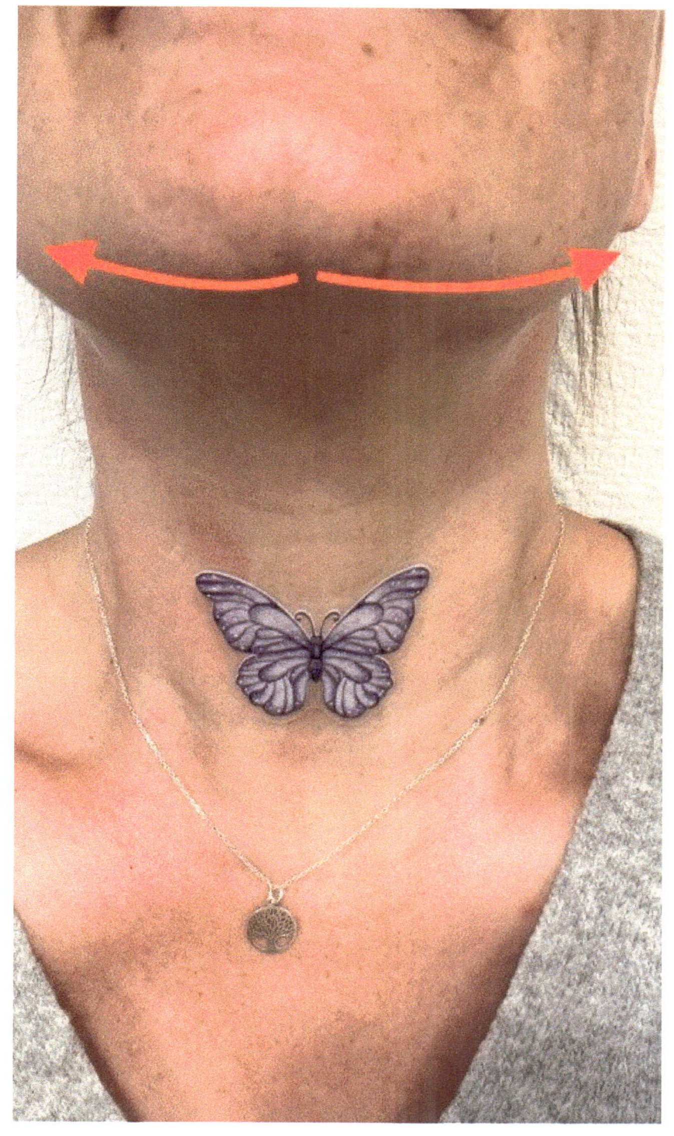

Wird diese Massage täglich durchgeführt, wird Ihre Schilddrüse es Ihnen danken. Die Massage lockert die Muskulatur, regt die Durchblutung an, fördert den Lymphabfluss und ist auch bei Kopf- und Nackenschmerzen sehr angenehm.

Die Technik kann noch beliebig erweitert werden und auch an der Stirn und an den Wangenknochen durchgeführt werden.

Wichtig ist es, sich ausreichend Zeit für die Schilddrüsenmassage zu nehmen und das nicht zwischen Tür und Angel zu machen. Wir nehmen uns generell viel zu wenig Zeit für uns und schlafen oft auch viel zu wenig. Spätes zu Bett gehen, frühes Aufstehen – das bringt den Rhythmus völlig durcheinander. Routinen sind wichtig und können sehr hilfreich sein. Den meisten fällt gar nicht auf, wie viel sie tagtäglich leisten und wie wenig sie zur Ruhe kommen zwischendurch. Ich weiß sehr wohl, dass es leicht dahingesagt ist, dass man entstressen und regelmäßig schlafen soll. Als Mutter kann man nun mal nicht die Kinder einfach wegrationalisieren – ich bin selber Mutter und kenne das Problem, wenn Kinder nachts zu einem ins Bett kommen, einem knappe 15cm Platz lassen und morgens um 5 Uhr quietschfidel aus dem Bett hüpfen um bespaßt zu werden.

Nachts schlecht schlafen, morgens früh aufstehen müssen, arbeiten gehen, einkaufen, Essen kochen, Haushalt fertig machen, Kinder einsammeln und zum Sport fahren, wieder Essen machen, den Hund zwischendurch zum durchlüften vor die Tür halten und abends dann völlig platt ins Bett fallen – gelebte Normalität. Als Mutter (und auch als Vater) schläft man nie so richtig tief. Ein Ohr hängt irgendwie immer am Kinderzimmer.

Wer abends noch viel rumwerkelt und aktiv ist, obwohl er eigentlich zur Ruhe kommen sollte, der stresst seinen Körper und seine Hormone damit. Cortisol ist unser Stress- und Aktivitätshormon. Es wird zirkadian über den Tag ausgeschüttet – morgens, eine

Stunde nach dem Aufwachen, ist die Ausschüttung am höchsten, im Tagesverlauf nimmt das Cortisol ab. Abends sinkt es dann so weit ab, dass Melatonin aktiv werden kann. Melatonin macht uns bettschwer und sorgt dafür, dass wir zur Ruhe kommen und regenerieren können. Diese Regeneration ist sehr wichtig. Viele schlafen mit einem Nachtlicht ein oder hören ein Hörbuch zum Einschlafen, gucken Fernsehen oder lesen noch am Handy.
Sobald es dunkel bzw. dämmerig wird, wird Melatonin ausgeschüttet. Die Cortisolproduktion fährt runter, die Melatoninproduktion fährt hoch. Melatonin sorgt dafür, dass wir tief und regenerativ schlafen. Der Körper erholt sich in dieser Phase vom Tagesgeschehen.
Wenn wir in der Nacht mit Lichtquelle schlafen, bleibt die Cortisolausschüttung erhöht und Melatonin wird nur bedingt ausgeschüttet. Das hat zur Folge, dass der Schlaf nicht regenerativ ist. Gehirn und Organe kommen nicht zur Ruhe, die Cortisolausschüttung fährt nicht richtig runter. Wir verplempern also in der Nacht wertvolles Cortisol, welches uns dann tagsüber nicht zur Verfügung stehen kann. Die daraus resultierende Folge ist, dass wir morgens unausgeschlafen sind, dass der Tag viel Kraft und Energie kostet, dass der Stoffwechsel verlangsamt. Auch das Immunsystem hat nicht mehr genügend Energie zur Verfügung um adäquat arbeiten zu können. Wir sind damit wesentlich angreifbarer. Erreger, die sich im Körper tummeln, nutzen diese Gelegenheit gerne, um sich zu vermehren und für Randale zu sorgen. Bedeutet, dass wir unter Umständen infektanfälliger sind oder chronische Entzündungen entstehen. Diese können dann Schmerzen auslösen und wiederum eine gestörte Cortisolproduktion und -Ausschüttung nach sich ziehen, aber eben auch die Schilddrüse beeinflussen.

Schlaf ist also superwichtig, ungestörter Schlaf ist super wichtig! Ohne Geräuschquelle, ohne Lichtquelle!
Je nachdem, was wir abends noch essen, wie viel Stress abends noch so zum Tragen kommt, steigt der Blutzuckerspiegel unter Umständen stark an. Nach einer gewissen Zeit sinkt der Blutzuckerspiegel auch wieder, manchmal stürzt er sogar regelrecht ab. Dieser Blutzuckerabsturz sorgt dafür, dass eine Stressreaktion von Seiten des Organismus erfolgt, aus Angst, dass man zu stark unterzuckert. Diese Stressreaktion geht mit einer Cortisolausschüttung einher, setzt erneut Zucker frei, kann von Herzrasen begleitet werden. Da Cortisol und Melatonin die gleichen Transporter nutzen, wird Melatonin verdrängt, damit Cortisol Platz nehmen kann. Der Schlaf wird dünner, leichter, oberflächlicher. Manche schlafen auch gar nicht mehr ein und liegen ab 03:00 Uhr wach. Dummerweise verpulvert das aber unser kostbares Cortisol, welches dann nicht mehr in ausreichender Menge für den langen Tag zur Verfügung steht und dann auch noch vom Pregnenolon/Progesteron abgezapft wird, wenn das ständig und immer wieder passiert. Hilfreich ist es, die Abendmahlzeit mal genauer unter die Lupe zu nehmen und auch mal den Blutzuckerspiegel nach dem Essen zu kontrollieren. Werden abends noch Kohlenhydrate verspeist, könnte das nächtliche Aufwachen damit zusammenhängen. Auch das Glas Wein oder Bier kann dazu beitragen. Es ist nicht immer ausschließlich die Schuld der Leber, wenn es uns Nachts aus dem Schlaf holt. Es gibt auch noch andere Ursachen. Schlafmittel einzunehmen, ist hier übrigens gar keine Option. Auch die Einnahme von Melatonin wird vermutlich keinen Erfolg bringen, wenn nicht etwas am abendlichen Stresslevel oder an der Ernährung geschraubt wird.
Melatonin nimmt übrigens auch Einfluss auf die Bauchspeicheldrüse und damit auf die Insulinausschüttung. Melatonin kann die

Insulinausschüttung deutlich verlangsamen und reduzieren und so den Abbau von Zucker/Glucose hemmen. Wer also Abends spät noch Kohlenhydrate zu sich nimmt, läuft Gefahr in der Nacht nicht ausreichend Zucker abbauen zu können. Auch Menschen mit Nachtschicht sind aus diesem Grund deutlich gefährdeter Diabetes zu entwickeln. Bleibt der Blutzuckerspiegel oben, fördert das Entzündungen, Fetteinlagerungen, Bluthochdruck, Gefäßschäden etc. ... Melatonin ist ein Schlafhormon, welches in der Nacht dafür sorgt, dass sich der Körper regenerieren und reparieren kann. Wenn wir jede Nacht wach liegen und nicht in den Schlaf finden, kann das ebenfalls die Gefahr Diabetes zu bekommen, um ein Vielfaches erhöhen.

Hand aufs Herz – bist du Schnellesser oder bewusster Langsamesser?
Machst du die Gabel bis zum Anschlag voll oder finden sich nur kleine Mengen auf deiner Gabel? Ich muss zugeben, ich bin Schnellesser und esse oft, während ich andere Dinge mache. Ich esse, während ich koche oder während ich schreibe. Ich nehme mir selten die Zeit, um in Ruhe zu essen. Schade eigentlich, denn so geht viel verloren. Bewusstes Essen ist wesentlich gesünder. Essen schmeckt oft auch ganz anders, wenn man es langsam und bewusst isst. Außerdem kapiert das Gehirn erst nach ca. 20 Minuten nach dem Essen, dass man eigentlich satt ist und setzt die entsprechenden Hormone dazu frei. Diejenigen, die dazu auch noch schlecht kauen und eher zum Team "Schling-Esser" gehören, tun auch ihrem Magen und Darm nichts Gutes. Die schlecht gekaute Nahrung kann nur schwer verdaut werden. Der Magen müsste Hochleistungssport betreiben, um den Essensbrocken zu zerkleinern. Und auch der Darm hat mit unverdauter Nahrung mächtig Stress. Denn eigentlich ist er überhaupt nicht

dafür gemacht, dass er mehrmals am Tag richtige Brocken weiterverarbeiten soll und quittiert uns das nicht selten mit Bauchschmerzen, Übelkeit, Völlegefühl, Sodbrennen, Blähungen. Die Darmflora und der pH-Wert leiden, die Bildung der Neurotransmitter kann gestört werden (Serotonin, Melatonin …). Die Magen- und auch die Darmschleimhäute können sich entzündlich verändern, wodurch die Verdauung und Weiterverarbeitung von Kohlenhydraten, Fetten und Eiweiß gestört wird, was wiederum zu Müdigkeit, Kraft-/Energielosigkeit führen kann und auch die Blutzuckerwerte verändern kann. Muss der Magen ständig schlecht gekaute Nudeln, Kartoffeln, Gemüse und Fleischbrocken verarbeiten, kann sich auch da der pH-Wert verändern, so dass es zu vermehrtem Aufstoßen kommt und zu Sodbrennen. Gut kauen und sich Zeit beim Essen nehmen, ist wichtig und nicht einfach nur ein abgedroschener Spruch. Alles was dem Darm und dem Magen schadet, schadet auch der Schilddrüse, da Nährstoffe nicht mehr aufgenommen werden, sich die Darmbakterien verändern und so Entzündungen und eine Insulinresistenz fördern können.

Darm und Leber sollten gepflegt werden. Der Leber kann man mit Bitterstoffen viel Gutes tun und auch über Leberwickel freut sie sich. Bitterstoffe gehen in Spray- oder Tropfenform sehr gut, Apotheken und Reformhäuser bieten da eine gute Auswahl an. Wer keine Lust auf Leberwickel hat, der kann auch zwischendurch mal ein Körnerkissen oder eine Wärmflasche auf den rechten Oberbauch legen und dabei mindestens 15 Minuten Ruhen. Mit Ruhen ist wirklich Ruhen gemeint – still liegen und nichts tun, außer tiefem und entspanntem Atmen. Über die tiefe Bauchatmung werden Zwerchfell, Leber, Magen und Darm bewegt und durchblutet, der Vagusnerv wird gestärkt, was zu Entspannung und Verdauungsbewegungen führt.

In der Praxis setze ich sehr gerne Mariendistelextrakt ein. Es sollte mindestens 400 mg reines Silymarin beinhalten und kann ein- bis zweimal täglich eingenommen werden. Ich setze Mariendistel oft am Abend, kurz vor dem Schlafen gehen ein, damit es in der Blutbahn angekommen ist, wenn die Leber ihre aktivste Zeit hat. Sunday Natural und Naturtreu bieten tolle und kostengünstige Präparate an.

Dem Darm kann man mit fermentierten Lebensmitteln viel Gutes tun. Fermentierte Lebensmittel beinhalten viel rechtsdrehende Milchsäure. Diese fördern die gesunden Darmbakterien, die Verdauung und das Immunsystem. Darmbakterien mögen aber nicht nur fermentierte Lebensmittel, sie mögen auch Kohl, Gemüse (Chicorée, Topinambur, rote Bete, Brokkoli, Pastinaken), Vollkornprodukte, Hülsenfrüchte, Beeren, Haferflocken, Nüsse, Joghurt. Diese Lebensmittel enthalten Polyphenole und sind ballaststoffreich. Sie dienen als Futtermittel für die Darmbakterien. In Chicorée ist viel Inulin enthalten, was ebenfalls die Darmbakterien füttert. Auch Kanne Brottrunk zählt zu den sogenannten Darmschmeichlern. Kanne Brottrunk ist ein Milchsäure-Gärungsprodukt aus Vollkornbrot, Natursauerteig und Wasser. 750 ml kosten ca. 3,00 €.

Eine gesunde Darmflora ist elementar wichtig für die Konversion, also die Umwandlung, von T4 in T3. Außerdem ist unser Immunsystem zu 80% im Darm ansässig und sollte auch aus diesem Grund gehegt und gepflegt werden. Dazu gehört eben auch, die Darmbakterien regelmäßig zu füttern, damit sie weiterhin täglich ihrer Arbeit nachkommen können.
Ohne funktionales Immunsystem sähe es sehr schlecht für uns aus. Mittlerweile weiß man, dass viele Erkrankungen ihren

Ursprung im Darm haben und trotzdem behandeln wir den Darm oft sehr schlecht.
Dem Darm sollten regelmäßige Mahlzeiten und regelmäßige Pausen vergönnt sein. Nur mit regelmäßigen Essenspausen kann der Darm mal vollständig verdauen und in Ruhe alles aufräumen. Wer ständig und immer isst, fordert seine Bauchspeicheldrüse, Magen und Darm ziemlich heraus. Es müssten ständig Enzyme ausgeschüttet werden, Insulin muss ständig abgegeben werden, das kann sehr viel Stress für den Organismus bedeuten. Zwei bis drei geregelte Mahlzeiten, vollwertig und ausreichend sättigend, das wäre richtig und wichtig. In der Praxis werde ich oft danach gefragt, welche Ernährung richtig ist. Diese Frage kann ich nicht pauschal beantworten. Das ist sehr individuell und von Mensch zu Mensch unterschiedlich. Die einen kommen mit Intervallfasten sehr gut zurecht, die anderen stresst Intervallfasten. Es gibt so viele verschiedene Ernährungsformen – Vegan, vegetarisch, Paleo, Autoimmunprotokoll Ernährung, Low Carb, High Fat, proteinreiche Ernährung ... Welche Form der Ernährung für einen persönlich passend ist, sollte mit einem Therapeuten abgesprochen werden. Manchmal ist es ganz hilfreich mit Hilfe eines Blutzuckermessgerätes herauszufinden, ob man auf bestimmte Lebensmittel besonders stark mit einem Blutzuckerpeak reagiert. Wer mich bei Facebook und Instagram verfolgt, der hat mitbekommen, dass ich vor einigen Monaten einen Blutzuckermessgerät ausprobiert habe, welches am Oberarm angebracht wird. Diese Erfahrung war wirklich sehr interessant für mich. Leider kostet das Messgerät recht viel Geld und nicht jeder kann sich das mal eben so leisten. Mir hat das Messgerät einige Aha-Effekte gebracht. Mein Blutzucker ist oft morgens viel zu hoch gewesen, was darauf schließen lässt, dass ich abends entweder falsch gegessen habe oder meine Schlafphasen nicht

regenerativ genug waren. Kommt es in der Nacht zu Stressreaktionen, wird Cortisol ausgeschüttet, was dafür sorgt, dass Glukose freigesetzt wird. Dies spiegelt sich dann am morgendlichen Blutzuckerwert wider. Interessant war für mich auch, dass sich mein Körper selber zu helfen weiß, wenn der Blutzucker zu stark absinkt. Sinkt der Blutzucker, ist auch das Stress für den Körper. Stress bedeutet, dass Cortisol freigesetzt wird, um so den Blutzuckerspiegel wieder anzuheben. Im Grunde versucht uns unser Körper über diesen Mechanismus vor dem vermeintlichen Tod zu retten. Passiert das mehrfach täglich, wird eine Menge Cortisol regelrecht verplempert und steht für andere, sehr wichtige Vorgänge nicht mehr zur Verfügung.
Blutzuckerspitzen entstehen aber nicht nur durch kohlenhydratreiche Nahrung, sondern auch durch Nahrungsmittel, die wir nicht gut vertragen. Nahrungsmittelunverträglichkeiten rufen eine Stressreaktion im Körper hervor, die den Blutzucker steigen lassen kann. Der Blutzucker geht nach oben, fällt aber dann auch recht schnell wieder ab. Passiert das mehrfach über den Tag, erschöpft das System. Man fühlt sich nach dem Essen dann müde, schlapp und kraftlos. Das anschließende Absinken des Blutzuckers ruft eine erneute Stressreaktion hervor. Der Organismus meint, dass wir sterben, und setzt einen Stressreiz, um Zucker aus der Zelle ins Blut zu lösen. Über diesen Mechanismus sollt der Blutzucker wieder ansteigen und uns Lebensenergie geben. Über das tracken des Blutzuckerwertes kann man die Lebensmittel, die man nicht verträgt, recht gut identifizieren und dann entsprechend vermeiden.

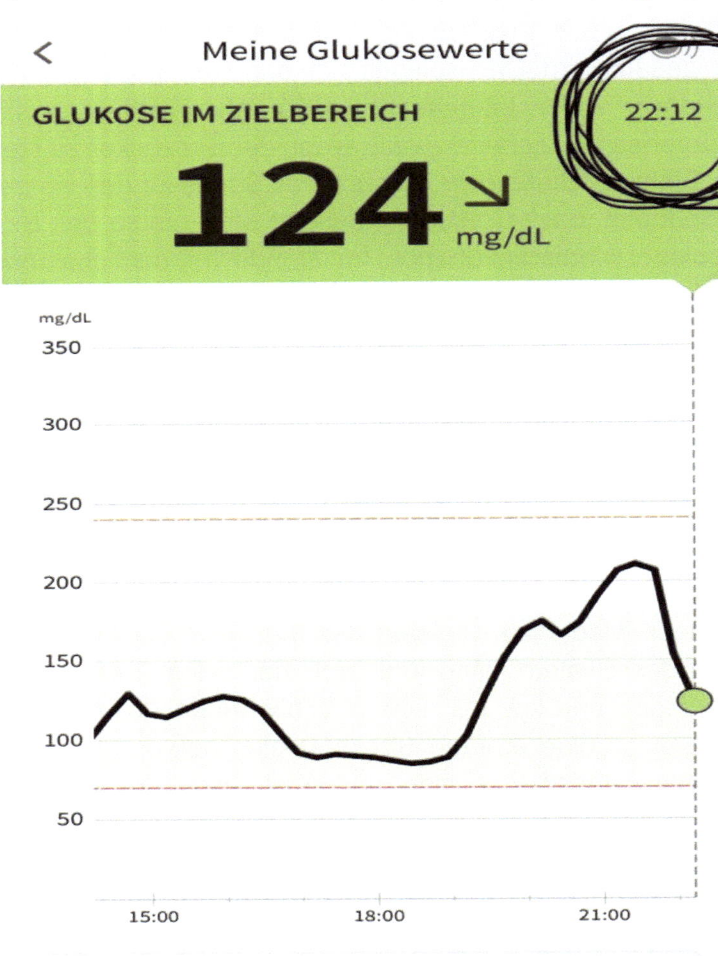
Meine Glukosewerte
GLUKOSE IM ZIELBEREICH
22:12
124
mg/dL
mg/dL
350
300
250
200
150
100
50
15:00
18:00
21:00
NOTIZ HINZUFÜGEN

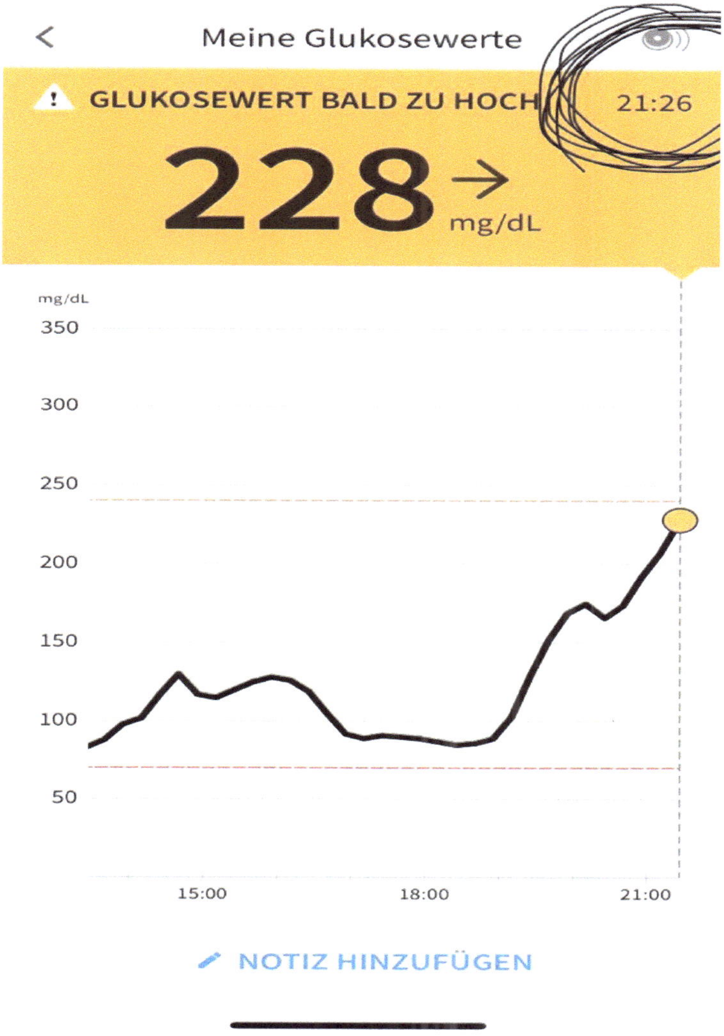

Meine Glukosewerte

GLUKOSEWERT BALD ZU HOCH 21:26

228 → mg/dL

mg/dL

350

300

250

200

150

100

50

15:00 18:00 21:00

NOTIZ HINZUFÜGEN

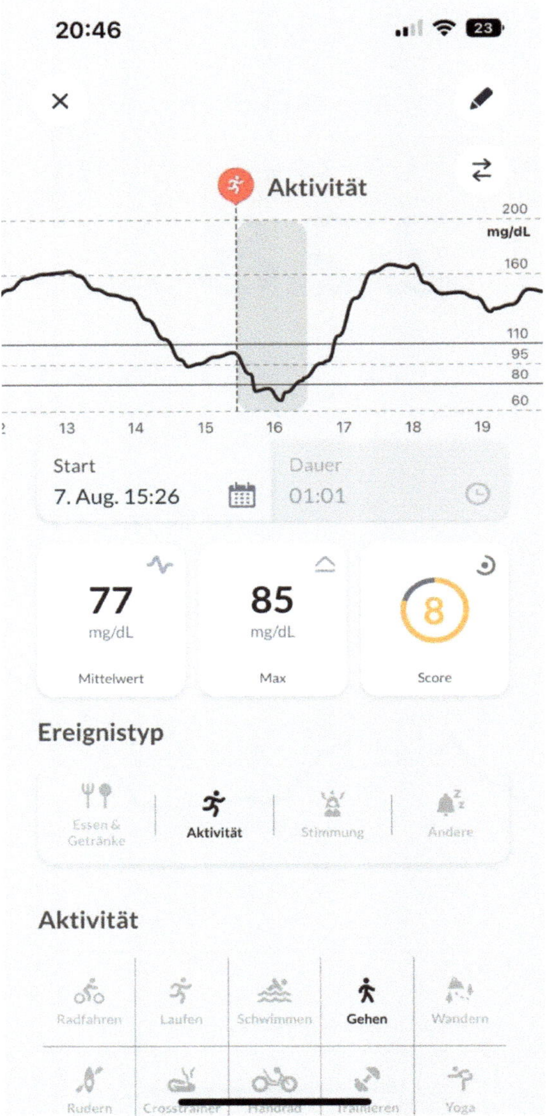
20:46
Aktivität
200
mg/dL
160
110
95
80
60
13
14
15
16
17
18
19
Start
7. Aug. 15:26
Dauer
01:01
77
mg/dL
Mittelwert
85
mg/dL
Max
8
Score
Ereignistyp
Essen & Getränke
Aktivität
Stimmung
Andere
Aktivität
Radfahren
Laufen
Schwimmen
Gehen
Wandern
Rudern
Yoga

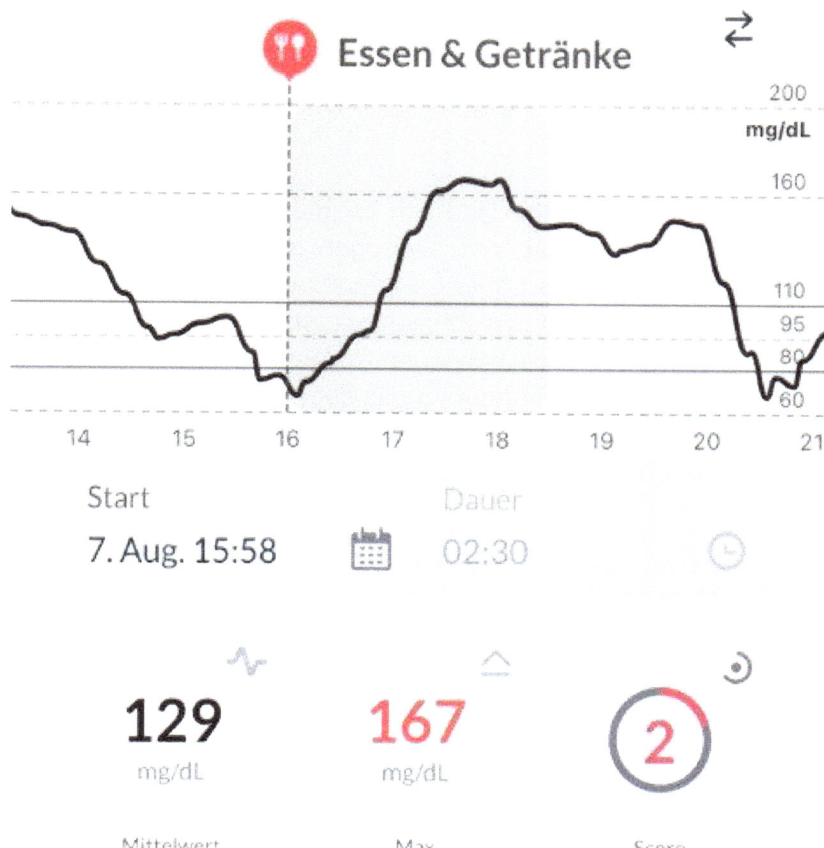

Essen & Getränke
200
mg/dL
160
110
95
80
60
14
15
16
17
18
19
20
21
Start
7. Aug. 15:58
Dauer
02:30
129
mg/dL
Mittelwert
167
mg/dL
Max
2
Score

Blutzuckerschwankungen sind Gift für die Schilddrüse, für jegliche Art von Autoimmunerkrankungen und für die Nebennieren und sollten vermieden werden. Erhöhtes Cortisol und permanente Blutzuckerschwankungen erhöhen das Risiko für eine Insulinresistenz.

Auch Östrogenmetabolite sind Gift für die Schilddrüse. Im Gegensatz zu Progesteron, wird Östrogen auch noch im Fettgewebe, in bzw. durch die Leber und den Darm in den Umlauf gebracht. Östrogen regen das Zellwachstum an und sollten daher immer in einem guten Verhältnis im Körper vorhanden sein. Um Östrogene abbauen zu können, muss der Körper sie in zwei Phasen verstoffwechseln bzw. entgiften. Dabei entstehen Abbauprodukte, die selber auch aktiv bzw. wirksam sind:

- (2-Hydroxyöstron (Brustkrebsschützend)
- 16-a-Hydroxyöstron (Brustkrebsfördernd)
- 2-Hydroxyöstradiol (Brustkrebsschützend)
- 16-a-Hydroxyöstradiol (Brustkrebsfördernd)
- 2-Metoxyöstron (Brustkrebsschützend)
- 2-Metoxyöstadiol (Brustkrebsschützend)

Mit Hilfe von B-Vitaminen können diese Metabolite entkräftet werden. Hauptsächlich sollte aber darauf geachtet werden, dass die toxischen Abbauprodukte gar nicht erst entstehen. Die Schilddrüse und auch die Hormonbalance lässt sich hier wunderbar mit Indol-3-Carbinol unterstützen. Indol-3-Carbinol ist ein Pflanzenstoff, der in Brokkoli, Grünkohl, Rosenkohl zu finden ist. Man sagt dem Pflanzenstoff eine krebshemmende Wirkung

nach, vor allem wenn es um hormonaktive Krebsarten geht. Zudem wirkt Indol-3-Carbinol entgiftend, antioxidativ und hilft schädliche Östrogenmetabolite auszuscheiden.
Indol-3-Carbinol wird während der Verdauung zu Diindolylmethan (DIM) umgewandelt. Empfohlen werden 50-100mg DIM täglich. Die Dosierung und Anwendung sollte mit einem erfahrenen Therapeuten oder Arzt abgesprochen werden.

Auch Aminosäuren sind sehr wichtig für die Funktion der Schilddrüse. Die Aminosäure Tyrosin ist die Ausgangssubstanz für die Bildung der Schilddrüsenhormone (Thyroxin), aber auch für Adrenalin, Noradrenalin, Dopamin, Melanin ...Bei Stress wird vermehrt Adrenalin ausgeschüttet, das erhöht die Herzfrequenz, steigert den Blutdruck, die Lunge kann mehr Sauerstoff aufnehmen, die Verdauung wird gebremst. Noradrenalin verengt die Blutgefäße zur Blutdrucksteigerung. Bei erhöhtem Stressniveau, bei chronischen Entzündungen steht der Schilddrüse das Tyrosin nicht mehr ausreichend zur Verfügung, damit ist dem Körper die Bildungsstätte für die Schilddrüsenhormone weggebrochen. Nicht nur Tyrosin wird vermehrt verbraucht, sondern auch Phenylalanin. Auch diese Aminosäure wird zwingend benötigt, um Schilddrüsenhormone zu produzieren und sie umwandeln zu können.
Die Aminosäure Tryptophan ist die Ausgangsbasis für die Hormone Serotonin und Melatonin und auch diese Aminosäure und Hormone werden bei einer Schilddrüsenfehlfunktion vermehrt verbraucht.
Wer es genau wissen möchte, wie es um seine Aminosäuren steht, der kann ein Aminogramm im Labor erstellen lassen. Die Kosten dafür belaufen sich auf ca. 50,00 €.

Mittlerweile gibt es gute Aminosäurenpräparate auf dem Markt. Ich selbst nutze sehr gerne Isoclear. Isoclear ist ein klarer Eiweißshake, der mit Wasser angemischt werden kann. Ich trinke das täglich und habe so gewährleistet, dass ich ausreichend Proteine zu mir nehme und zudem meine Trinkmenge erreiche. Ich mische mir täglich einen Drink mit ca. 80 Gramm Protein Isoclear in 1500ml Wasser und trinke das dann schluckweise über den Tag verteilt. Mein persönlicher Favorit ist das Isoclear die Firma ESN. Es lässt sich leicht verarbeiten und schmeckt wirklich gut.
Wer Aminosäuren lieber in veganer Pulverform einnehmen möchte, dem kann ich das Pro Amino Spezial von Tisso empfehlen. Vier Messlöffel in Flüssigkeit rühren und täglich trinken. Man kann das Aminosäurenpulver auch gut in Smoothies einrühren. Geschmacklich ist es allerdings eine kleine Herausforderung.
Aminosäuren in Kapselform gibt es qualitativ gut und günstig auch von Sunday – Amino Komplex Plus Sunday Natural, täglich 1x4 Kapseln. Auch die Firma Everydays hat ein sehr gutes Aminosäurenpräparat in Kapselform.

Aminosäuren können auch einzeln eingenommen werden. Wichtig für die Schilddrüse und für die Mitochondrien sind L-Carnitin, L-Tyrosin, L-Tryptophan, Glutamin.
Glutamin ist wichtig für das Immunsystem, wirkt entzündungshemmend, bindet Ammoniak, ist ein wichtiger Energielieferant für die Zellen, ist wichtig für den Stoffwechsel und die Bereitstellung von Stickstoff. Glutamin kann aus Glutaminsäure vom Körper selbst hergestellt werden. Es ist also eine nicht-essenzielle Aminosäure. Es gibt Situationen, in denen ist der Bedarf an Glutamin höher als das, was durch Glutaminsäure bereitgestellt ist. Daher kann es passieren, dass Glutamin in den Mangel geht und

damit auch die Energieversorgung für die Zelle und den Stoffwechsel. Zwischen 2 -10 Gramm täglich haben eine therapeutische Wirkung auf die Stickstoffbereitstellung, auf den Stoffwechsel, auf die Darmschleimhäute (vor allem bei chronisch entzündlichen Darmerkrankungen) und liefern wichtige Energie.
L-Glutamin kann das Verlangen nach Zucker deutlich reduzieren. Firmicutes sind Darmbakterien, die extrem auf Kohlenhydrate und Zucker stehen und so dick machen. L-Glutamin ist eine Aminosäure, die die Anzahl an Firmicutes reduzieren kann. Sinkt die Anzahl der Bakterien ab, können die Hormone Ghrelin (Hunger) und Leptin (Sättigung) wieder besser agieren.
Glutamin und Glutathion wird oft verwechselt, da es gleich klingt. Glutamin ist eine eigenständige Aminosäure, während Glutathion aus Cystein, Glutaminsäure und Glycin hergestellt wird. Glutathion wirkt antioxidativ, entgiftet und unterstützt das Immunsystem. Glutathion wird von der Schilddrüse auch gebraucht, da die Rezeptoren davon abhängig sind. Ein Mangel an Glutathion kann einen Hashimoto, aber auch eine Östrogendominanz fördern. Ich selbst nehme täglich drei Gramm Glutathion ein.

L-Carnitin ist vielen bekannt als Fatburner-Aminosäure. L-Carnitin kann aus Methionin und Lysin selber vom Körper hergestellt werden und ist wichtig für die Energiebereitstellung. L-Carnitin hat einen durchweg positiven Einfluss auf die Insulinsensitivität der Zellen und sorgt dafür, dass langkettige Fettsäuren in die Mitochondrien eingeschleust werden können, damit daraus dann Energie hergestellt werden kann. 2 Gramm L-Carnitin täglich werden nicht selten bei einer Insulinresistenz oder bei einer Schilddrüsenfehlfunktion eingesetzt.

Aminosäuren benötigen allerdings Hilfsmittel, um gebildet werden zu können. Wichtig sind Vitamin C, Folsäure, Vitamin B3, Vitamin B6, Vitamin B12, Magnesium, Eisen.

Ein Überangebot an Aminosäuren, welches nicht verstoffwechselt werden kann, kann dem Körper auch Schaden zufügen. Methionin zum Beispiel wird zu Homocystein abgebaut. Homocystein ist in einer bestimmten Menge toxisch und schädigt die Gefäße. Bei einem erhöhten Homocystein steigt das Risiko für Herzinfarkt und Schlaganfall. Daher ist eine therapeutische Begleitung sehr wichtig.

Um die Höhe der Antikörper zu regulieren, können verschiedene naturheilkundliche Präparate zum Einsatz kommen.
Selen ist nicht nur für die Deiodinase wichtig, sondern auch um die Höhe der Antikörper zu reduzieren. Da ein Selenüberschuss eine Insulinresistenz fördern kann, sollte zuvor kontrolliert werden, ob Selen im Mangel ist. Das hat den großen Vorteil, dass man präziser dosieren kann, aber auch kontrollieren kann, ob der Einsatz Erfolg hat. Die selenabhängige Glutathionperoxidase sorgt innerhalb der Zelle für die Entgiftung freier Radikale. Glutathionperoxidasen kommen aber auch in den Erythrozyten (den roten Blutkörperchen), den Thrombozyten, in den Fresszellen und der Leber vor und ist am aktivsten, wenn täglich 80 Mikrogramm Selen aufgenommen werden, und schützt die Zellen und die Schilddrüse vor Angriffen durch das Zellgift Wasserstoffperoxid. Wasserstoffperoxid wird permanent in der Schilddrüse gebildet, um Schilddrüsenhormone bilden zu können. Bei einer Schilddrüsenunterfunktion wird durch die Hirnanhangdrüse vermehrt TSH freigesetzt, um die Produktion der Schilddrüsenhormone anzuregen. Das hat zur Folge, dass auch vermehrt

Wasserstoffperoxid freigesetzt wird, was aber nicht entsprechend genutzt und verwertet wird. Die Menge an Wasserstoffperoxid (H2O2) schädigt das Gewebe und fördert die Antikörperbildung in der Schilddrüse. Dieser Vorgang zeigt, wie wichtig Selen für den menschlichen Organismus ist.
Natriumselenit wird vom Organismus besonders gut aufgenommen und verwertet und hat den großen Vorteil, dass überschüssig aufgenommenes Selen einfach und unkompliziert ausgeschieden wird.

Inositol, in Kombination mit Selen, kann die Zahl der Antikörper stark verbessern. Inositol kann vom Körper selbstständig aus Glukose hergestellt werden. Myo-Inositol ist das im Körper am häufigsten vorkommende Inositol. Andere im Körper vorkommende Formen von Inositol sind scyllio-Inositol, Muco-Inositol, Neo-Inositol und D-chiro-Inositol. Es hilft dabei Signale zwischen den Zellen weiterzuleiten und ist Bestandteil der Biomembran der Zellen. Diese Membran ist wichtig, um die Zelle vor Angriffen zu schützen und grenzt die Zelle nach außen ab.
Vollkornprodukte und Nüsse beinhalten besonders viel Inositol, kann aber auch in Kapselform eingenommen werden. Nicht nur für Hashimotopatienten, sondern auch für PCO-Patientinnen profitieren vom Einsatz von Myo-Inositol. Üblich ist eine Dosierung von 2 Gramm täglich.

Omega-3 Fettsäuren sind nicht nur wichtig für das Herz, sondern auch für die Schilddrüse. Zudem erhöhen Omega-3 Fettsäuren das HDL-Cholesterin und verbessert so die Blutfettwerte. Auch die Fließeigenschaft des Blutes wird durch Omega-3 Fettsäuren positiv beeinflusst. Darüber hinaus wirken die Fettsäuren antientzündlich und regen die Stickstoffmonoxidbildung an.

Stickstoffmonoxid erweitert die Gefäße und wirkt so durchblutungsfördernd, was für Patienten mit Bluthochdruck auch sehr interessant ist.

Omega3-Fettsäuren können vom Körper nicht selber hergestellt werden und müssen beziehungsweise sollten daher über die Nahrung zugeführt werden. Diese essentiellen Fettsäuren kommen in Leinsamen(öl), Chiasamen und Walnüssen, Hanföl und Rapsöl als Alpha-Linolensäure vor.
Fettreichen Kaltwasserfische, Krill und Algen enthalten EPA (Eicosapentaensäure) und DHA (Docosahexaensäure). Bei dieser Art von Fettsäuren sollte man aber darauf achten, wo sie herkommen (Stichwort Überfischung – Krill dient vielen Tieren als Nahrungsgrundlage), Schwermetallbelastungen und Schadstoffe sind wichtige Faktoren, die unbedingt mit beachtet werden sollten. Mit der Nahrung nehmen wir überwiegend Omega-6 Fettsäuren zu uns. Diese sind entzündungs- und allergiefördernd, wirken gefäßverengend und verstärken die Blutgerinnung.
Omega3-Fettsäuren hingegen wirken Entzündungen entgegen, wirken gefäßerweiternd, setzen die Blutgerinnung herab, wirken sich positiv auf das Herz und den Blutdruck aus. Durch ein Übermaß an Omega6-Fettsäuren werden Omega3-Fettsäuren blockiert.
Auch Kinder profitieren schon von Omega3 Fettsäuren. Sie sind wichtig für Wachstum, Knochenaufbau, Hirnleistung, Konzentration, Sehvermögen. In der Schwangerschaft und Stillzeit werden Kinder anfangs noch recht gut mit Omega-3 Fettsäuren versorgt. Später nimmt der Gehalt der guten Fettsäuren deutlich ab, da die Ernährung getreidelastiger und fischärmer ist.

Walnussöl, zum Beispiel, wirkt sich positiv auf den Progesteronhaushalt und den Cholesterinspiegel aus, es hebt HDL und senkt LDL. Es hat viele gute Omega-3 Fettsäuren, welche sehr gut sind für die Gehirnzellen. Walnussöl enthält Magnesium, Ballaststoffe, Vitamin E, wirkt entzündungshemmend, verbessert die körperliche und geistige Leistungsfähigkeit und ist auch in der Schwangerschaft und Stillzeit sehr gut! Einen Esslöffel täglich entweder pur oder ins Müsli gegeben, ist schon mal ein guter Anfang. Leider hat Fett immer noch einen schlechten Ruf. Dabei können Fette ziemlich gesund sein. Bedenkt man doch, dass sie wichtig sind, damit fettlösliche Vitamine aufgenommen werden können. Unterschieden werden gesättigte und ungesättigte Fettsäuren. Gesättigte Fettsäuren können vom Körper selber hergestellt werden und verlangsamen den Stoffwechsel, wenn sie ein gewisses Maß überschreiten. Gesättigte Fettsäuren kommen vor in rotem Fleisch, Wurst, Butter, Käse, Palmöl oder Fertigprodukte. Ungesättigte Fettsäuren (unterschieden in einfach/mehrfach ungesättigt) sind die besseren Fettsäuren, denn sie wirken entzündungshemmend, senken das LDL-Cholesterin und erhöhen das HDL-Cholesterin. Fettsäuren liefern Energie, machen satt, fördern den Aufbau der Zellmembran. Die tägliche Zufuhr sollte bei 60-80 Gramm liegen. Zu finden sind ungesättigte Fettsäuren in Oliven, Nüssen, Samen, fettem Fisch (Hering, Lachs, Makrele) Avocado, Lebertran, Tofu, Leinöl, Olivenöl, Sonnenblumenkerne, Paranüsse, Walnüssen.
Omega-3 Fettsäuren werden unterschieden in Alpha-Linolensäure (ALA), Eicosapentaensäure (EPA), Docosahexaensäure (DHA).
Alpha-Linolensäure ist eine Vorstufe, aus welcher EPA und DHA hergestellt werden.

EPA ist wichtig für das emotionale Gleichgewicht, das Gedächtnis und die Hirnleistung, die Regulation der Blutfette, die Entzündungshemmung, Immunmodulation, Herzgesundheit und für die Gelenke.
DHA ist ebenfalls für die Gehirngesundheit unverzichtbar, aber auch das Wachstum des Ungeborenen notwendig. Diskutiert wird ob ADHS, kindliche Entwicklungs-/Sprachverzögerungen auch mit einem Mangel an DHA in Verbindung stehen.
Sinnvollerweise sollte EPA und DHA eingenommen werden und nicht nur die Vorstufe ALA. Eine Effektivität hat sich ab der Dosierung von 1 Gramm als effektiv erwiesen. Bei Autoimmunerkrankungen, Schilddrüsenunterfunktion sollte die Tagesdosis bei 1.700 - 2000 mg Omega-3 (EPA & DHA) liegen. Da ich persönlich keinen fischigen Geschmack mag, bevorzuge ich das Omega3 von Norsan (Norsan vegan flüssig). Davon entweder vier Kapseln täglich oder einen Esslöffel täglich. Wer mit dem fischigen Geschmack kein Problem hat, dem sei das Norsan Omega3 Total empfohlen. Auch hier nimmt man einen Esslöffel täglich ein oder vier Kapseln.
Wie schon erwähnt, sind Omega-3 Fettsäuren auch wichtig für Kinder und ihre Entwicklung. Auch Kinder sollten mindestens ein Gramm Omega-3 täglich einnehmen. Vor allem für Kinder, deren Ernährung sehr ausgewählt und eingeschränkt ist, ist die Aufnahme der Fettsäure unerlässlich. Wer auch hier auf die Firma Norsan zurückgreifen möchte, kann sich an dem Omega-3 Kids Öl orientieren und seinem Kind täglich einen Teelöffel davon geben.

Mein ganz persönlicher Favorit in Bezug auf die Schilddrüse sind Vitalpilze. Hericium, Reishi, Chaga, Cordyceps – Vitalpilze mit einer wunderbaren Wirkung auf die Schilddrüse, auf die

Nebennieren, auf Entzündungen und Energieniveau. Vor vielen Jahren habe ich eine Ausbildung zum Mykotherapeuten gemacht und seither oft auch Vitalpilze eingesetzt. Bislang immer in Kapselform. Da man mit einer chronischen Erkrankung aber oft schon ziemlich viele Kapseln einnimmt, ist es schwer jemanden davon zu überzeugen, jetzt noch mehr Kapseln einnehmen zu müssen. Aus dem Grund war ich wirklich sehr glücklich, als die Firma Smaints aus Thüringen flüssiges Pilzextrakt auf den Markt gebracht hat.
Hericium wirkt sich positiv auf die Magen- und Darmschleimhäute aus, vor allem bei Reizmagen, Reizdarm, Leaky Gut. Der Vitalpilz stärkt das Immunsystem und wird gerne bei innerer Unruhe und Nervosität eingesetzt.
Reishi, auch Pilz der Unsterblichkeit genannt, wirkt entspannend, entzündungshemmend, harmonisiert das Immunsystem, stabilisiert den Blutzucker.
Cordyceps entspannt die Gefäßwände, verbessert so die Durchblutung und senkt den Blutdruck. Der Vitalpilz hat einen durchweg positiven Effekt auf die Nebennieren und die Cortisolausschüttung. Er verbessert die Leistungsfähigkeit, mental wie körperlich.
Chaga, auch gut als Tee einsetzbar, wirkt antientzündlich und antiviral, stärkt das Immunsystem und reguliert den Blutzucker.

Ganz gleich ob in Kapselform (3x1-3x3 Kapseln) oder als flüssiges Extrakt (1 Teelöffel) eingenommen, die Vitalpilze sind eine tolle Therapieergänzung. Bitte auch diese Therapieform immer mit einem erfahrenen Therapeuten absprechen.

Ashwagandha – ein sehr potentes Mittel zur Unterstützung der Schilddrüse und der Nebennieren. Ashwagandha ist ein sogenanntes Adaptogen und passt sich der jeweiligen Situation im Körper an. Ashwagandha, oder auch Schlafbeere oder indischer Ginseng, wirkt schlaffördernd, regt die DHEA-Bildung an, verbessert die Stressresistenz und kann auch einen ausgleichenden Einfluss auf das Cortisol nehmen. Da DHEA der Regulator für das Cortisol ist und Ashwagandha DHEA fördernd wirkt, hat es darüber die Fähigkeit einen erhöhten Cortisolspiegel zu senken. In der Praxis setze ich 1000 mg Ashwagandha zur Nacht ein, um so die Schlafqualität zu bessern. Je besser der Schlaf, umso besser der Tag. Nur wer ausgeruht und ausgeschlafen ist, kann morgens eine ausreichende Menge an Cortisol ausschütten und den Tag ohne größere Kraftanstrengung vollbringen. Für mich steht da der Schlaf an erster Stelle. Schlechter Schlaf vergeudet viel Cortisol in der Nacht, lässt Melatonin nicht zum Zuge kommen und blockiert damit die Regeneration des Körpers. Wer nachts schlecht schläft, hat tagsüber deutlich mehr Spannung in der Muskulatur. Das hat zur Folge, dass der Körper mehr und mehr übersäuert, sich die Muskulatur anfühlt, als hätte man Muskelkater. Angespannte Muskulatur zieht quasi an den Gelenken und kann so Blockaden und langfristig sogar Entzündungen und Arthrose fördern. Übersäuerte Zellen können nicht mehr richtig arbeiten, so dass das Energielevel sukzessive sinkt. Noch mehr Müdigkeit. Das braucht kein Mensch und allein aus dem Grund ist guter Schlaf unverzichtbar.

Schisandra Beeren – meine Patienten hassen mich, wenn sie das erste Mal Schisandra Beeren kauen. Gut schmecken diese Beeren tatsächlich nicht. Schisandra Beeren schmecken süß, sauer, scharf, bitter, salzig – kaum zu glauben, ist aber tatsächlich so. Am effektivsten sind diese Beeren, wenn sie in getrockneter Form abends gekaut werden. Sie wirken entspannend und

gleichzeitig stärkend, schlaffördernd, stärken die Libido, verringern Heißhungerattacken, verbessern die Nebennierenfunktion und auch die Leberfunktion. 20 getrocknete Beeren oder ca. 2 Gramm der getrockneten Beeren sollten dafür täglich abends ordentlich gekaut werden.
Süßholzwurzel – moduliert Östrogene (sind die Östrogen hoch, werden sie durch die Wurzel gehemmt, sind die Östrogen niedrig, werden sie verstärkt), wirkt antientzündlich, verbessert Darmschleimhaut (Leaky Gut), verbessert Magenschleimhaut, verbessert und stimuliert das Immunsystem und die gastrointestinale Abwehr in dem sie die Produktion von schützendem Schleim im Magen anregt. Süßholzwurzel findet sich zum Beispiel in dem Präparat Iberogast. Ich setze es gerne als Tee ein. Ein bis drei Tassen täglich wirken sich sehr positiv auch auf die Produktion der Magensäure aus und können Sodbrennen deutlich verbessern. Da der Magen bei vielen Schilddrüsenpatienten eine Schwachstelle ist, ist Süßholzwurzeltee eine tolle therapeutische Ergänzung. Patienten mit Bluthochdruck und Schwangere sollten auf Süßholzwurzel verzichten.

Die Klassiker Curcuma und Weihrauch haben eine entzündungshemmende und immunmodulierende Wirkung. In Tierversuchen mit Mäusen hat sich allerdings gezeigt, dass Curcuma die Deiodinase hemmen kann. Unter der Behandlung mit Curcuma, Weihrauch und/oder Quercetin sollten die Schilddrüsenwerte regelmäßig kontrolliert werden, vor allem, wenn schon eine Unterfunktion der Schilddrüse besteht. Prinzipiell hat Curcuma eine wunderbaren Wirkung auf entzündliche Prozesse im Körper, so auch in der Schilddrüse oder beim rheumatischen Erkrankungen und ist ein starkes Antioxidans. Die entzündungsfördernden Zytokine, TNF-alpha, Interleukin-1, IL-2, IL-6, IL-8, IL-12, werden durch Curcuma reguliert. Kombiniert wird die Wurzel gerne mit Piperin (schwarzem Pfeffer), um die Wirkung noch zu erhöhen. Präparate wie Protect von Everydays, die goldene Milch von Smaints oder Curcumin plus Boswellia von Loges sind meine Favoriten.

Ginseng, ein hervorragendes Stressadaptogen. Fettsäuren werden mobilisiert, die Glykogenspiegel bleibt dadurch nahezu unangetastet (auch in Bezug auf Insulinresistenz sehr gut). Ginseng kann erhöhte reverse-T3 Spiegel abbauen und verbessert die Kommunikation zwischen Gehirn und Schilddrüse und Nebennieren. Sibirischer Ginseng, bekannt auch als Eleutherocucuswurzel oder Taigawurzel, nehme ich gerne von der Firma Harras und dosiere 2x täglich 30 Tropfen, um den Nebennieren adäquate Unterstützung bieten zu können, was letztlich auch der Schilddrüse sehr zu Gute kommt.

Zink ist an sehr vielen Prozessen im Körper beteiligt und daher unverzichtbar. Zink ist an der Produktion der Schilddrüsenhormone und Sexualhormone beteiligt ist und wirkt entzündungshemmend und ist ein wichtiges Antioxidans. Zink ist wichtig für die Regeneration der Darmschleimhäute, vor allem während oder nach Entzündungen. Das essentielle Spurenelement verbessert die Schlafqualität und stabilisiert das Nervensystem und die Psyche. In meinen Therapieplänen taucht Zink auch sehr regelmäßig auf. Ich lasse das Spurenelement gerne abends einnehmen, da es eine beruhigende und schlaffördernde Wirkung hat und gerade die am Abend natürlich am sinnvollsten ist. Zwischen 25 und 50mg täglich finden bei Patienten mit Hashimoto, Schilddrüsenunterfunktion, chronisch entzündlichen Darmerkrankungen ihren Einsatz.

Um die Nebennieren und das Progesteron zu unterstützen und darüber auch die Schilddrüse, dem sei Maca empfohlen. Rotes Maca gilt als Stimulanz für mehr Energie am Morgen, wirkt aphrodisierend, verbessert den Eisengehalt im Blut, verbessert die Furchtbarkeit. Es gibt verschiedene Maca-Arten – rotes Maca, schwarzes Maca, violettes Maca, gelbes Maca. Rotes Maca hat einen hohen Eiweißgehalt. Schwarzes Maca beinhaltet essentielle Aminosäuren, ungesättigte Fettsäuren, Mineralstoffe, Calcium und Eisen. Gelbes Maca hat einen positiven Einfluss auf die Cholesterinwerte und die Hormone, in dem es östrogenisierend wirkt. Violettes Maca kann sich positiv auf einen Progesteronmangel auswirken und wirkt daher ebenfalls hormonell ausgleichend. Die verschiedenen Macasorten gibt es als Pulver, Kapsel und in Tropfenform.

Wer unter Nährstoffmängeln leidet, der sollte auch hier eruieren, warum das so ist. Liegt es an einer einseitigen Ernährung, zu viel Stress, chronische Entzündungen, hohe sportliche Belastung? Es ist sinnvoll, dann auch an der Ursache der Mängel anzusetzen, anstatt nur immer das Loch zu stopfen. Ist der Reifen am Auto kaputt, macht es ja nur Sinn, diesen zu reparieren, anstatt alle paar Meter Luft nachzufüllen.

Hier noch einmal eine kurze Übersicht, was bei Schilddrüsenunterfunktion und Hashimoto empfehlenswert ist:

- Eisen (Ferritin >100)
- Vitamin B12/Methylcobalamin 500ug
- Selen/Natriumselenit (50-200 mcg)

- Bioidentisches Progesteron (25-200 mg)
- Zink (10-30 mg)
- Vitamin B6 (20 mg)
- Jod (am besten Kelp 250 mcg)
- Magnesium (400-800 mg)
- Vitamin D (2000 IE bzw. entsprechend Messwert)
- Melatonin (wirkt einer Störung der T3-Bildung entgegen) (1-3mg)
- Vitamin C (1000 mg)
- L-Carnitin (2 Gramm täglich)
- Myo-Inositol (2 Gramm täglich)
- Glutathion (1-3 Gramm täglich)
- Omega-3 (ab 1,5-3 Gramm täglich)
- CoEnzym Q10/Ubiquinol (100 - 150mg täglich)
- Kollagen (10 Gramm täglich)

Natürliches Schilddrüsenextrakt – NDT (Natural Desiccated Thyroid)

Klassisch schulmedizinisch werden heute L-Thyroxin, Euthyrox, Eferox etc. eingesetzt. Vor den 1970ger Jahren war der Einsatz von natürlichem Schilddrüsenextrakt vordergründig. Die erstmalige Dokumentation über den Einsatz von natürlichem Schilddrüsenextrakt fand im Jahr 650 in China, Indien und Ägypten statt. Der Physiologe Moritz Schiff dokumentierte 1856, dass ein Leben ohne Schilddrüse nicht möglich ist. Er experimentierte viel an Hunden, in dem er den Hunden die Schilddrüse entnahm. Während seiner Versuche injizierte er den Hunden Schilddrüsenextrakt zu Versuchszwecken und ließ sich zu dem Zwecke vom Schlachter Schafsschilddrüse liefern, trocknete und zermahlte diese und therapierte damit erfolgreich Strumapatienten und SD-

operierte Patienten. Die erste offizielle Behandlung mit DTE (Desiccated Thyroid Extract = DTE) wurde 1890 dokumentiert. Tierische Schilddrüse wurde von den Ärzte Bettencourt & Serrano in den menschlichen Bauchraum verpflanzt, an den Ort mit der stärksten Durchblutung, zudem erfolgte die Gabe von getrocknetem Schilddrüsenextrakt. Der Einsatz von flüssigem Schilddrüsenextrakt, subkutan gespritzt, erfolgte im Jahr 1890 ebenfalls durch Bettencourt & Serrano, sowie Murray. 1892 dann der orale Einsatz von getrocknetem Schafsschilddrüsenextrakt durch E.L. Fox (Plymouth), Hector W.G. Mac Kenzie (Brompton), F. Vermeulen (Kopenhagen).
1895 fand man heraus, dass Jod ein unverzichtbarer Bestandteil der Schilddrüsenhormone ist. 1914/1915 isolierte Edward Calvin Kendall Thyroxin aus getrockneter Schilddrüse. Seit den 1970ger Jahren erfolgte nach und nach die Umstellung auf synthetisch hergestellte Schilddrüsenhormone. 1965 meldete Beverley E. P. Murphy sein Patent zur direkten Messung von Thyroxin in Körperflüssigkeiten an, das am 3. Dezember 1968 von der Patentbehörde angenommen wurde. Bis dahin konnten nur indirekte Schilddrüsenfunktionstestungen durchgeführt werden, wie etwa die Messung des absoluten oder des proteingebundenen Jods im Blut. (Quelle Wikipedia)
Das rezeptpflichtige Monopräparat L-Thyroxin wurde erstmals 1926 durch die Firma Henning synthetisiert und findet seit den 1970ger Jahren seine Anwendung. Seit 1974 gehört es zum Goldstandard bei der Behandlung von Schilddrüsenunterfunktionen, nachdem man herausfand, dass der Körper in der Lage ist T3 selber herzustellen.
Natürliches Nebennierenextrakt ist seit ca. 1919 in Verwendung. Die Produktion lag bis 1968 in den Händen von Upjohn und Lilly. Seit Beginn der 1950ger Jahre wurde das natürliche Extrakt der

Nebennieren vom synthetischen Kortison abgelöst, da die Produktion wesentlich günstiger war.

Neben dem T4-Monopräparat gibt es auch noch Kombipräparate und T3-Monopräparate. Kombipräparate beinhalten T4 und T3 in unterschiedlichen Dosierungen. Zur Verfügung stehen hier Prothyrid 100ug T4 + 10ug T3 (T4:T3 = 10:1), Novothyral 100ug T4 + 20ug T3, Novothyral 75ugug T4 + 15ug T3 (T4:T3 = 5:1). Das T3-Monopräparat Thybon20 20ug T3, sowie Thybon100 mit 100ug T3.
Am Beispiel des T3 Monopräparates sieht man sehr gut, dass es hier noch viel Verbesserungspotential gibt. Möchte man T3 ergänzend geben, gibt es hier nur die Möglichkeit 20 Mikrogramm einzusetzen oder 100 Mikrogramm beziehungsweise die jeweils halbe Dosierung des entsprechenden Präparates. Das ist viel zu pauschalisiert und es fehlt jegliche Individualität beim Einsatz von T3.

Wie schon geschrieben, wurde vor 1970 nur natürliches Schilddrüsenextrakt vom Tier eingesetzt. Auch heute wird wieder vermehrt tierisches Schilddrüsenextrakt verwendet. In der Regel nimmt man heute das Extrakt vom Rind oder Schwein und besteht aus Calcitonin, Thyreoglobulin, Aminosäuren, T1, T2, T3, T4, T0 (Thyronin) (T1, T2 sind Vorstufen der Schilddrüsenhormone T4 und T3, T0 ist ein jodfreier Grundkörper). Vorteil des natürlichen Schilddrüsenextrakt ist, dass es auch die Vorstufen beinhaltet und nicht nur T4 oder, wie beim Kombipräparat, T4 und T3. Für die Schilddrüse und ihre Funktion ist das wesentlich besser. Leider hat der BSE-Skandal in den 1990ger Jahren das natürliche Extrakt in ein schlechtes Licht gerückt.

Das Verhältnis von T4 zu T3 beträgt beim Rind = 5:1, beim Schwein beträgt das Verhältnis 4:1, beim Menschen 10:1 – also 10 Teile T4 und 1 Teil T3.
Der Rohstoff kommt meistens aus den USA, die Herstellung erfolgt in der Regel in Deutschland, Österreich, Schweiz, USA, Kanada und unterliegt den Kontrollen der New Drug Application (NDA) – das garantiert einheitliche Kapseln.

Normalerweise NDTs (Abkürzung für natürliches Schilddrüsenextrakt – englisch für Natural Desiccated Thyroid – deutsch natürlich getrocknete Schilddrüse) rezeptpflichtig und nicht frei verkäuflich. Es gibt allerdings auch freiverkäufliche Präparate, wie die der Firma Natural Health Choice, welche aus den Niederlanden bezogen werden können. Freiverkäufliche NDTs haben allerdings den Nachteil, dass sie nicht kontrolliert werden und haben unter Umständen schwankende Wirkstoffmengen. Die Firma Natural Health Choice produziert das Präparat Metavive. Metavive I & II sind vom Schwein, Metavive III & IV sind vom Rind. Sie gelten als Nahrungsergänzungsmittel, stammen aus der Vollschilddrüse von freilebenden und sind freiverkäuflich.
Metavive I = Schwein = 40mg Extrakt
Metavive II = Schwein = 80mg Extrakt
Metavive III = Rind = 40mg Extrakt ~ 25ug L-Thyroxin
Metavive IV = Rind = 80mg Extrakt ~ 50ug L-Thyroxin

NDTs werden in Grain berechnet, einer alten, englischen Maßeinheit für Masse. Marktführer in den USA ist die Firma Amour Thyroid beziehungsweise Westthyroid Forest Phamaceuticals und Nature Thyroid Western Research Labs.

Marktführend herstellende Apotheken in Deutschland sind die Klösterl Apotheke in München, die Receptura Apotheke in Frankfurt, sowie die Schlossplatz Apotheke in Bonn.
Bei den Marktführern der USA beträgt das Verhältnis T4 zu T3 38:9 – 38 Mikrogramm T4 und 9 Mikrogramm T3.
Bei der Klösterl Apotheke haben wir ein Verhältnis von 40 Mikrogramm T4 zu 9,6 Mikrogramm T3.
Bei der Apotheke am Schlosspark in Bonn und der Receptura Apotheke Frankfurt liegt ein Verhältnis von 38 Mikrogramm T4 zu 9 Mikrogramm T3 vor.
Bei den herstellenden Apotheken aus Deutschland einspricht ein Grain 50 Mikrogramm L-Thyroxin, was einem Anteil von 65mg Schilddrüsenextrakt entspricht beim Extrakt vom Schwein. Beim Rind entsprechen 65mg Schilddrüse 40mcg L-Thyroxin.
Durch die Gabe von natürlichem Schilddrüsenextrakt ist der TSH-Wert oft supprimiert, ft4 befindet sich im unteren oder mittleren Bereich, ft3 im oberen Bereich. Die Eindosierung sollte langsam erfolgen, ich fange in der Regel mit 1/8 Grain an. Patienten, die L-Thyroxin einnehmen können das Präparat dann langsam parallel ausschleichen. Die Körpertemperatur sollte unter der Behandlung der Schilddrüse regelmäßig kontrolliert werden. Optimal ist eine Körpertemperatur von 36,4 – 36,8 Grad. Gemessen werden sollte immer zur gleichen Uhrzeit. Wird zu viel und zu schnell natürliches Schilddrüsenextrakt eindosiert, kann das die Nebennieren stressen und Symptome wie Unruhe, Herzrasen, Schlafstörungen und zittern hervorbringen.
Bei der Umstellung von L-Thyroxin auf NDT kann der Bedarf an Extrakt steigen. L-Thyroxin braucht ca. 6 Wochen, um sich abzubauen (Halbwertszeit). Wenn es, entsprechend der Halbwertszeit, abgebaut ist, erhöht sich der Bedarf an NDT. Deswegen sollten die Werte ft4 und ft3 nach 6 - 8 Wochen nachkontrolliert

werden. 25ug L-Thyroxin können durch ¼ Grain ersetzt werden. Nimmt der Patient 150ug L-Thyroxin täglich ein, könnte das ausschleichen mit 125ug + ¼ Grain, nach 2-4 Wochen 100ug + ½ Grain, nach weiteren 2-4 Wochen 75ug + ¾ Grain erfolgen. Ich persönlich teile L-Thyroxin und NDT gerne auf zwei Gaben auf – morgens und abends, z.B. 125ug halbieren (62,5 morgens + zur Nacht) + ¼ Grain zur Nacht, wenn der Schlaf schlecht ist.

Mittlerweile gibt es verschiedene Darreichungsformen – Slow Release Retard Tablette (Weltapotheke Wien), Lozenge Lutschtabletten (Weltapotheke Wien), Tropfen.
Bei den Lutschtabletten entspricht ein Grain 38 Mikrogramm T4 und 9 Mikrogramm T3, zwei Grain entsprechen 75 Mikrogramm T4 und 18 Mikrogramm T3. Die Tropfen entsprechen 2,5 Mikrogramm T4 pro Tropfen und 10 Mikrogramm T4 pro Tropfen und enthalten Glycin sowie 40%igen Alkohol.
Das vom Arzt ausgestellte Rezept sollte dabei folgenden Wortlaut beinhalten:
Klösterl Apotheke:
Thyreogland 50ug, Extr. Gland. Thyreoideae sicc. mit 50ug T4, Reisstärke (Füllstoff) q.s.; m.f.caps. Nr. 100

Receptura Apotheke Frankfurt:
Thyroid U.S.P., natürliches Schilddrüsenextrakt 64mg (1 Grain),(Liothyronin 9 ug, Levothyroxin 38ug), Olivenöl, 100 Cellulosekapseln

Die Kapseln können übrigens auch geöffnet und ohne Hülle eingenommen werden.

Es bietet sich bei den natürlichen Schilddrüsenextrakten an, diese über die Mundschleimhäute aufzunehmen, um die größtmögliche Wirkung herauszuholen. Werden die Kapseln geschluckt, geht ein Teil über die Magensäure verloren.

Hier noch zwei Tabellen mit den jeweiligen Stärken und darin enthaltenen Hormonen. Eine Tabelle entstammt der Manufaktur Apotheke Bonn (Thyroid), die andere der Klösterl Apotheke mit ihrem Präparat Thyreogland.

Manufaktur Apotheke – Thyroid:

Menge/Stärke Grain	Menge an tierischem SD-Gewebe	Darin enthaltene Hormone	Reines T4 Äquivalent
1/8	8,1 mg SD	4,75ug T4 + 1,125ug T3	10ug
¼	16,2 mg SD	9,5ug T4 + 2,25ug T3	20ug
½	32,4 mg SD	19ug T4 + 4,5ug T3	40ug
1	64,8 mg SD	38ug T4 + 9ug T3	80ug
2	129,6 mg SD	76ug T4 + 18ug T3	150ug
3	194,4 mg SD	114ug T4 + 27ug T3	...

Klösterl Apotheke, Thyreogland:

Extrakt + Menge	T4 : T3 Verhältnis	Reines T4 Äquivalent	
Thyreogland 5	5ug T4 : 1,25ug T3	10ug	
Thyreogland 10	10ug T4 : 2,5ug T3	20ug	
Thyreogland 15	15ug T4 : 2,75ug T3	30ug	
Thyreogland 20	20ug T4 : 5ug T3	40ug	
Thyreogland 25	25ug T4 : 6,25ug T3	50ug	
Thyreogland 30	30ug T4 : 7,5ug T3	60ug	
Thyreogland 40	40ug T4 : 10ug T3	80ug	
Thyreogland 50	50ug T4 : 12,5ug T3	100ug	
Thyreogland 75	75ug T4 : 18,75ug T3	150ug	

Natürliche Schilddrüsenextrakte sind immer eine Überlegung wert und können auch sehr gut ergänzend zum L-Thyroxin eingesetzt werden. Manchmal macht die Kombination aus beidem auch tatsächlich Sinn – zum Beispiel dann, wenn die Schilddrüse entzündlich aktiv ist und die Nebennieren sehr geschwächt und gestresst sind. Kurzfristig und niedrig dosiert eingesetzt, kann das L-Thyroxin die Schilddrüse entlasten und mal „durchatmen" lassen, damit sie regenerieren kann. Setzt man die Dosierung beim L-Thyroxin zu hoch an, kann es passieren, dass die Schilddrüse keine Intention hat selbstständig zu arbeiten. Sie bekommt das T4 frei Haus und sieht die Veranlassung nicht, selber T4 zu produzieren und verkleinert sich. Das Gewebe wird nicht gebraucht und so schrumpft es ein. Die Schilddrüse ist, wie die Leber auch, ein regeneratives Organ. Gibt man ihr die Gelegenheit und die notwendige Unterstützung, kann sie durchaus regenerieren und wachsen.

Auch beim Einsatz von Natural Desiccated Thyroid ist es sehr wichtig die Co-Faktoren mit einzusetzen und zu kontrollieren. Die Behandlung mit NDTs ist letztlich auch nur eine Symptomenbehandlung, um die Funktionalität der Schilddrüse wieder herzustellen. Wer nicht an der Ursache ansetzt, der wird auch mit NDT keinen Erfolg haben.

Ich hoffe, dieses Buch konnte Ihnen einen kleinen Überblick über die Ursachen und Symptome der Schilddrüsenfehlfunktion geben. Da man bei vielen Ärzten und Therapeuten mit seinen Symptomen gegen Windmühlen kämpft, ist es umso wichtiger, selber Informationen zu sammeln um gegebenenfalls selber aktiv werden zu können. Viele Labore bieten an, dass man als Patient dorthin kommen kann, um Blutwerte bestimmen zu lassen. Natürlich sind das dann reine Privatleistungen, aber das wären sie unter Umständen beim Arzt auch.

Angefangen habe ich dieses Buch Anfang 2020, kurz nach der Vollendung und Veröffentlichung meines dritten Buches "Ganzheitliche naturheilkundliche Schmerztherapie". Jetzt, Anfang 2023, ist es endlich fertig, kann dem Verlag und dem Lektorat übergeben werden. Einige fragen sich jetzt bestimmt, was an so einem Buch so furchtbar lange dauert, bis es fertig ist. Zum einen will gut Ding Weile haben, zum anderen muss alles gut recherchiert und in der Praxis erprobt sein, bevor man es der Öffentlichkeit vorstellen kann.

Bitte beachten Sie, dass dieses Buch keinesfalls einen Heilpraktiker oder Arzt ersetzen kann. Die Therapieempfehlungen beruhen auf meinen Erfahrungen in der Praxis. Die entsprechenden Präparate und Dosierungen sollten immer individuell abgesprochen werden. Es ist immer sinnvoll Messwerte zu haben, um effektiv und individuell therapieren zu können. Auch wenn es sich hier um naturheilkundliche Mittel handelt, die zum Einsatz kommen, können dennoch unerwünschte Nebenwirkungen auftreten und eben diese gilt es zu vermeiden.
Das natürliche Schilddrüsenextrakt ist rezeptpflichtig und sollte von erfahrenen Händen eingesetzt werden, genauso wie der Einsatz von Schilddrüsenhormonen und Sexualhormonen.
Die Autorin des Buches übernimmt keine Gewähr für die Richtigkeit, Aktualität und Vollständigkeit der bereitgestellten Inhalte. Es handelt sich hier im Wesentlichen um Erfahrungsberichte aus der Praxis.

Quellen

ATIs: https://www.ernaehrungsmedizin.blog/2018/02/04/amy-lase-trypsin-inhibitoren-wo-sind-sie-drin/
Nebenwirkungen der Kyleena:
https://www.pi.bayer.com/de/kyleena/de_BE/index
Bildquelle Hormonkaskade: www.laborlexikon.de
Magersucht und Leptin: https://www.uni-kiel.de/unizeit/in-dex.php?bid=400202
Nikotin: Heiberg Brix, T., et al. Arch. Intern. Med. 160 (2000) 661 – 666
Pille: https://de.statista.com/infografik/22555/anteil-der-gesetzlich-versicherten-frauen-denen-die-pille-verschrieben-wurde/
Blutzuckermessgerät: Freestyle Libre Sensor Firma Abbott & Hello Inside
Protein/Isoclear: Firma ESN
Selen Insulinresistenz: https://docserv.uni-duesseldorf.de/serv-lets/DocumentServlet?id=21437
Omega3 Firma Norsan www.norsan.de Rabattcode: EN335
Vitalpilze Smaints www.smaints.de Rabattcode: alexandranau
Vitalpilze www.mycovital.de
Ginseng/Taigawurzel: Eleu Curarina Firma Harras
https://www.harraspharma.de/eleu-curarina-tropfen/

Über die Autorin

Nau, Alexandra,
wurde 1975 in Dortmund geboren und lebt mit ihrer Familie in Hattingen. Das Thema Medizin hat sie schon immer interessiert, von Kindesbeinen an. Seit nunmehr zwanzig Jahren arbeitet sie daher in einem medizinischen Beruf.
Bevor sie sich zur Heilpraktikerin weitergebildet hat, hat sie als medizinische Fachangestellte gearbeitet (HNO, Neurologie, Urologie, Innere).
Ihre Praxisschwerpunkte liegen in der Behandlung von unerfülltem Kinderwunsch, komplementärer Onkologie, hormonellen Dysregulationen, Allergiebehandlung, akute und chronische Schmerzen, chronische Erschöpfung, Stoffwechselstörungen wie zum Beispiel Kryptopyrrolurie sowie Erkrankungen der Verdauungsorgane.

Die Therapieschwerpunkte in ihrer Praxis sind die therapeutische Frauen-Massage, Craniosacrale Therapie, Schröpfen/Schröpfmassage, Blutegeltherapie, Schädelakupunktur, Atlastherapie, Dorntherapie, K-Taping, Mykotherapie.

Zusätzlich gibt sie Beckenbodenkurse, Entspannungskurse in Grundschulen sowie Babymassagekurse.

Als Heilpraktikerin ist es ihr wichtig, der Ursache von Beschwerden auf den Grund zu gehen und nicht einfach nur Symptome zu beseitigen oder zu unterdrücken.

Mehr auf: www.naturheilpraxis-alexandra-nau.de

Von ihr bereits im Edition Paashaas Verlag erschienen:

Mensch und Gesundheit ganzheitlich betrachtet
Alexandra Nau
Ratgeber Naturheilkunde

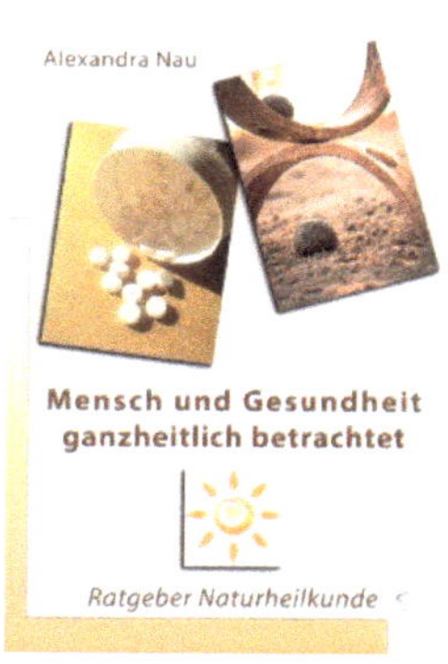

Ganzheitlich denken und behandeln: Alexandra Nau ist Heilpraktikerin mit Herz und Seele. Ausgestattet mit jahrelanger Erfahrung weiß sie um zahlreiche Präparate, Tricks und Behandlungsmöglichkeiten, welche die Schulmedizin positiv begleiten und unterstützen, auf dass verschiedene gesundheitliche Probleme gelindert werden oder gar beseitigt.

Einige ihrer naturheilkundlichen Behandlungsmethoden sind in diesem Buch zusammengetragen. In verständlicher Sprache verfasst, bietet dieser Ratgeber dem Leser einen informativen Überblick über häufige Erkrankungen, hilfreiche Gegenmaßnahmen und medizinische Alternativen. Angesprochen werden Erkrankungen wie: Blasenentzündung, Bluthochdruck, Cholesterin, Depression, Diabetes mellitus, Stoffwechselstörungen, Husten, Hautausschlag, Migräne, Allergien, Immunschwächen ...

ISBN: 978-3-945725-85-6

Mensch und Gesundheit: Ursache und Wirkung
Ratgeber der Naturheilkunde

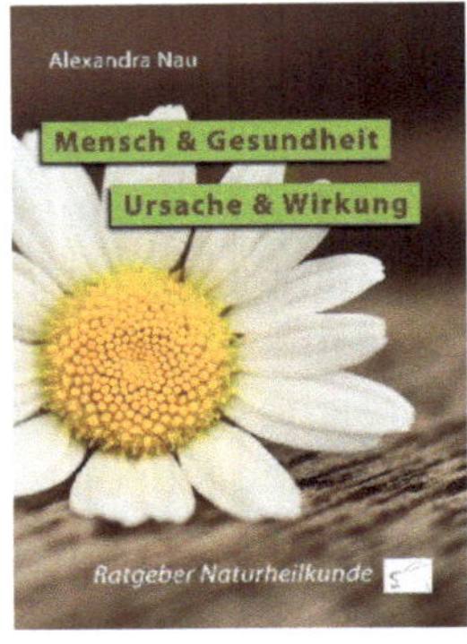

Der 2. Ratgeber der Heilpraktikerin Alexandra Nau liefert hilfreiche Tipps und Erfahrungen zu verschiedenen Krankheiten, die teils mit natürlichen Maßnahmen behoben oder zumindest gelindert werden können. Ursache und Wirkung stehen im Vordergrund, sodass der Leser besser versteht, warum es zu der Erkrankung gekommen ist und was dagegen mit einfachen Mitteln getan werden kann.

Schüßler-Salze, Heilpilze, Vitamine und Co. haben oft eine ähnliche Wirkung wie starke Medikamente oder können unterstützend helfen.
Angesprochen werden:
Augenerkrankungen, Borreliose, Burn-out, Darmerkrankungen, Eisenmangel, Herzerkrankungen, Infekte, Krebserkrankungen, Lichen ruber, Lungenerkrankungen, Multiple Sklerose, Prostata, Pseudokrupp-Husten, Schwindel, Gangstörungen etc.

ISBN: 978-3-96174-016-1

Ganzheitliche, naturheilkundliche Schmerztherapie
Mensch und Gesundheit, Ratgeber Naturheilkunde

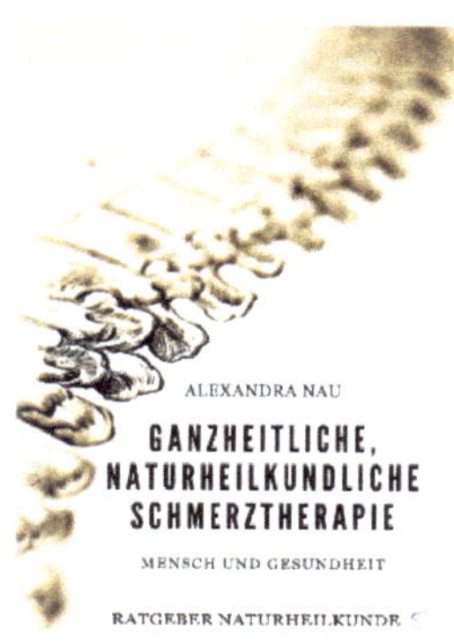

Dieser Ratgeber behandelt die naturheilkundliche Schmerztherapie.
Welche Möglichkeiten der Behandlung bestehen für Patienten und Therapeuten, neben der klassischen schulmedizinischen Schmerztherapie?
Welche Ursachen stecken hinter Schmerzen und wie kann der Patient die Heilung beeinflussen?

Lernen Sie die Gründe von Schmerzauslösern kennen, Zusammenhänge verstehen und die Wirkung von Alternativtherapien und Nahrungsergänzungsmitteln nutzen.

ISBN: 978-3-96174-060-4

Mehr dazu auf www.verlag-epv.de